JN070868

新型コロナウイルスとの闘いⅢ

夜明けへの道標

共著
特定非営利活動法人 地域医療・介護研究会JAPAN
株式会社 ヘルスケア・システム研究所

まえがき

本書『新型コロナウイルスとの闘いⅢ・夜明けへの道標』は、新型コロナウイルスにまつわる出来事や社会の変化を、地域医療・介護という視点から記録するシリーズの第3弾となる。波の数で時間を思い起こすと、第1作『新型コロナウイルスとの闘い・現場医師120日の記録』は、コロナの感染が始まった第1波の最中、第2作『新型コロナウイルスとの闘いⅡ・看護師が見たパンデミック』はその翌年、ちょうど第4波のあたりであった。本書を手に取られる多くの方が、これらの前作もお読みいただいたのではないかと思う。

第1作を発行した2020年夏の頃は、感染拡大は徐々に収まるだろうとの楽観的な考えも多く、まさか、感染拡大がさらに長期に続き2作目を出すような状況になるなどとは夢にも思わなかった。そこから、この社会がこの感染症とこれほどまでに長い付き合いをするとは。

第2作が発行された2021年夏の頃になると、誰もが長期戦を確信したに違いない。おそらく、第2作に続いて第3作の可能性もありそうだと、我々も朧気(おぼろげ)ながら感じていた。

2023年5月に新型コロナウイルスは感染症2類相当から5類への扱いとなり、大きな転換点を迎えた。本書はそうした節目を捉え、再度このシリーズの継続を企画した。2023年に入ると、次第に「第○波」というような表現も少なくなっていったが、まさにそのような時期を中心に、多くの医療や介護の関係者の方々に執筆をお願いした。編集する立場からは、おそらく本書がシリーズの集大成、完結編として、コロナの時代を総括するような内容になるかと考えた。だが、事態はそんなに単純ではなさそうである。

結論から言ってしまえば、我々はまだ闘いの最中にある。新型コロナウイルスと、ある程度、共生する術も覚え、またワクチン接種なども功を奏して、一定の範囲で管理は可能になったかもしれないが、引き続き、我々は数々の負の影響を受けている。感染によって多くの人が治療を受け、社会や経済活動に混乱を生じさせている。そして、何よりも医療や介護施設の職員の状況は変わらない。日々罹患者の対応に追われ、また、内部の職員の感染やクラスター発生によって現場が麻痺するような事態がいまだに続いている。

一方で、我々はこの感染症の到来と同様、かつて予想もできなかったような困難な状況に直面している。医薬品や医療物資の供給不安、インフレ、国際紛争、そしてそれにとどまらない内外の政治不安や人口減少の加速に伴う様々な不都合、環境問題、さらには気候変動。マスクは外せても、なぜか我々の生活は一気に窮屈になってしまった。

これらの多くは、新型コロナウイルスとは本来関係ない。しかしながら、完全に無関係とも言い難いような要因ばかりである。こうしたいわば危機が、それぞれに深まり、絡み合い、刺激し合って、巨大な不安の塊となっている。本書はこれらの議題までも扱うものではないが、明らかに、新型コロナウイルスとの闘いをどう総括するかにおいては、無視できないものばかりである。闘いの相手は日々変化し、複雑化している。かつて、新型コロナウイルスの新株が次々に登場して、世界全体を震撼させたように。

さて、今回も多くの医療や介護の従事者の方々から寄稿いただいたが、以下のように整理し、本書の構成とさせていただいた。

巻頭言に続き、まず新型コロナウイルスに対する国の政策の検討・検証の中枢におられた自治医科大学学長の永井良三先生に、感染初期から直近までのわが国が辿った歩みを総括していただいた。日本における対応の数々を振り返っていただいた記述の中に、未知の感染症という脅威に立ち向かった専門家、有識者の方々の情熱、そして葛藤も窺い知ることができる。

続いて、「第1章　医療・介護現場の終わらぬ闘い」では、現在も続く新型コロナウイルスとの前線での闘いを記述していただいたものを集めた。特に彦根市立病院の職員の方々からは、それぞれの部門や役職に応じた状況を紹介いただいている。施設における新型コロナウイルスへの対応は日々改善を重ねて、よりシステム化されているが、1つの施設の中でどのように組織的な対応がなされ、部門間やあるいは外部との連携が進んでいったかがよくわかる。

「第2章　新型コロナウイルスとの3年間を振り返る」は、施設を率いるトップの方々による3年間の振り返りの章とさせていただいた。急性期病院、地域密着病院、ケアミックスや介護施設といった制度の後方に位置付けられる施設など、機能や地域や規模も多様な施設からの報告であり、比較していただくと参考になるのではないかと思う。多くの方が、新型コロナウイルス対応からの教訓として、チーム、連携、ＩＴなどに関連したトピックスを挙げておられることも興味深い。

「第3章　一日の総括に向けての論点①」は、今回の寄稿をお読みいただくための参考資料として、過去2冊の書籍をまとめた。第1作は医師編、第2作は看護師編である。ここで今一度、当時の状況の緊迫感や執筆者の方々の切実な思いに触れていただきたい。その上で、再度、現在に立ち戻った視点で本書の第2章を読んでいただくことで、この3年の間の変化と、我々が勝ち取った経験や学びの意味を確認いただけるのではないかと考える。

本書の制作は、企画を担った特定非営利活動法人地域医療・介護研究会ＪＡＰＡＮの設立5周年の時期に当たった。本会は、会長の邉見公雄の声がけにより、多くの方々の賛同を得て２０１８年7月に発足した。今から思えば、当会はこの新型コロナウイルスの脅威に対して、医療・福祉の業態や設置主体、職種を超えて、実効的な議論を交わすことを初めから宿命としていたとさえ思える。いずれにせよ、この記念すべきタイミングで本書を発刊できたことを光栄に思う。

「第4章　一日の総括に向けての論点②」では、本会の活動の一部を紹介するため、２０２３年9月に開催された研究集会より、このテーマに関連する報告も含めた。また、設立5周年に関連していただいた寄稿もこの章で掲載している。本会が医療・介護に携わる多くの人々を、地域や職種を超えてつなぐ存在になっていることもご理解いただけるのではと思う。

今回も20名を超す方々に執筆のご協力をいただいた。新型コロナウイルスへの対応に限らず、多くの公務、活動でご多忙な中、協力いただいたことに、心より御礼申し上げたい。一方で、テーマである新型コロナウイルスに関連して制度的な移行期と重なったこともあり、編集に多くの時間を費やしてしまった部分がある。早々に原稿をいただいていた方々には誠に申し訳なく思っている。改めて、この場でお詫び申し上げる。

最初に述べたように、医師編、看護師編に続く本作は、当初「完結編」あたりがそのタイトルの一部としてふさわしいと考えていた。しかし、編集時の社会や医療・介護界の状況を冷静に見て、また、今回集められた各施設からの報告に基づいても、決して最終的な総括を性急にするようなタイミングではないと判断した。そのような「まとめ」は必ず必要ではあるが、それは次回の我々の課題とし、一旦の振り返りを行うという意味で「道標編」とした。ここには、医療や介護の現場や意見を軽視して、危機が克服されたことを前提にする安易な「ポスト・コロナ」の政策や制度の動きに警鐘を鳴らすという思いもある。

新型コロナウイルスとの闘いは今も終わっていないのである。

２０２４年1月9日

地域医療・介護研究会ＪＡＰＡＮ

ヘルスケア・システム研究所

巻頭言

コロナ戦記・第3巻を編むにあたり

2023年5月8日、政府は新型コロナウイルス感染症の感染症法（感染症の予防及び感染症の患者に対する医療に関する法律）上の位置付けを、2類相当から5類へ変更した。第8波がピークを越え、ワクチンの効果もほぼ確立し、経済の停滞、衰退をこれ以上大きくしない為に、大幅な緩和に舵を切ったのである。尾身茂氏らが率いた新型インフルエンザ等対策推進会議等における専門家、有識者による提言よりも、首相や与党サポーター・財界を中心に経済ファーストになる予兆はかなり前からチラついており、私など鈍感な者にも、これは時間の問題と予測された。WHOのテドロス事務局長が5日、収束（終息ではない筈）宣言したことにもよるだろう。

しかし、この原稿を書いている今も、老人保健施設などでクラスターは頻発している。地球が沸騰するかのような猛暑日にもかかわらず、通常インフルエンザやRSウイルス感染症などといったトリプル・パンデミックが起こり、コロナ禍で受診が減った病院の小児科は久し振りに賑やかである。

私事になるが、私が厚労省、総務省、文科省の手伝いや全国自治体病院協議会（全自病協）の仕事を減らし、ライフワークである地域医療に貢献したいという思いから、終活としてNPOを立ち上げてすぐに、このウイルスが中国・武漢からやって来た。その為、当法人（地域医療・介護研究会JAPAN：LMC）の活動内容は、3年間、コロナ関係のテーマばかりとなった。

第9回研究集会には親友の尾身茂氏を招き、新型コロナウイルスに関する基調講演をしていただいた。マスコミがいる時にはなかなか言えない本音の熱いお話に会員一同、強い感銘、共感を覚えた。その後も、私が会長を仰せつかっている全国公私病院連盟の総会記念講演（於：全国町村会館）、自称、不名誉会長の全国自治体病院協議会、第61回全国自治体病院学会（於：札幌コンベンションセンター、共催：ソラスト）でも講演をしていただいた。特に札幌の学会では、演者はちょうど新型コロナウイルス感染症対策分科会会長の最終日という巡り合わせもあった。

　私のＮＰＯは、医療・介護、保育・教育が最重要であり、「人」を大事にして、「金」第一の新自由主義脱却を目指している。しかしこれだけでは収入が覚束（おぼつか）ないので、仕事もしなければならない。第二次、三次産業に従事する企業や働き手は、競争の激化とともにマーケットの近くの大都市や労賃の安価な発展途上国へ逃げやすい。だからこそ、逃げない地面、水面の上で営まれる一次産業、就中（なかんずく）、農林漁業が重要と考える。

　ロシアのウクライナ侵攻によって生じた小麦や食用油の値上がりもあり、食糧安全保障は喫緊の課題である。日本は自給率30％ではすぐに底を尽く。中国の生活水準アップで、日本の鮪（まぐろ）や秋刀魚が手に入りにくくなったように、次に人口世界一になったインド、アフリカが続けば、米、麦、豆、芋、とうもろこしの奪い合いは必然であろう。コロナワクチンの獲得競争でも見られたように、やはり白人優先やお金次第となると、衰退途上国№1の日本は買い負けする予感がする。

　今回のコロナ・パンデミックでわかったのは、世界がロックダウンした時に備え、必要最小限の物は自国で自給か備蓄が必要だという事である。

　また、日本のデジタル敗戦も深刻であった。台湾のオードリー・タン氏のような有能な大臣もおらず、感染者の把握や、マスク、ワクチンの在庫管理・配布にも後れが目立った。韓国も進んでおり、日本もかなりのスピード感を持って医療ＤＸを実行しないと、差はどんどん拡がり、中国やアメリカ合衆国と同じように、背中が見えないほど離されそうである。

　大学の研究費はもとより、国立大学附属病院を独立行政法人化し、運営交付金を削り続けてきた「付け」を、今回のコロナ・パンデミックによってファイザー社やモデルナ社、アストラゼネカ社に支払った事にもなる。

９００万人もの方々が働く日本の医療・介護分野は全てが小企業で、なかでも病院（特に大学病院）の発言力が弱く、診療所や開業医を主とする日本医師会頼みなのも、日本の医療の大きな弱点である。メディアや国会議員に対する発信力、説明力不足によって、結果としてハイリスク・ローリターンの診療報酬が続いている。アメリカ人の友人医師に「青本」（診療報酬の点数本）を見せると「クレイジー!!」と驚かれる。同じ医療行為を行っても、日本での報酬はアメリカよりはるかに低いのだ。

さらに、この国のメディアは過去完了形の事しか報道しない。今回のような歴史的パンデミックさえ、念の為に総括しておかないと、国民にも白日に晒（さら）されたワクチン開発の後れやデジタル敗戦の記録が残らない怖れもあり、老骨に鞭打ってこの稿を認（したた）めている。政治と宗教の癒着、芸能界での性被害問題等、記者クラブや社長会の取材源重視、権力忖度（そんたく）の流れが見受けられる。担当記者は、火は見えなくても煙は見え、臭いは嗅いでいた筈である。現在進行形の大事は知らせないというのは、権力監視というジャーナリズム本来の責務とは逆の自殺的行動である。

国境なき記者団による報道の自由度ランキングでは、アジア最高位の10位の東ティモールや近隣の台湾（35位）、韓国（47位）より倍近い68位という低位の日本は、独裁国家だったハイチとほぼ同じであるらしい。一方でジェンダー・ギャップ指数１２５位の情報はしつこく掲載し、自分達に不都合は載せても小さく、のダブルスタンダードが判明した（いずれも２０２３年の発表にもとづく）。

よく民に出来る事は民でという。しかし、公立病院の統廃合や24区に一つずつあった保健所の集約化でＰＣＲ検査や濃厚接触者の追跡がままならず、インドやアメリカ合衆国と同じ割合の死亡者を出した大阪のトップを、まるでコロナの勝者のように伝えるのも、この国のメディアの特性、取材源重視の日和見だろう。そういったメディアを見るにつけ、悲しく、立ち直れないほど落ち込んでしまう。

中国のように独裁によって徹底的なゼロコロナを目指すことも出来ず、かと言ってスウェーデンのようになるがまま、感染するがままの集団免疫獲得政策ともいかず、ハンマー&ダンス（感染の封じ込め〈ハンマー〉と、経済回復のための行動制限の緩和〈ダンス〉のバランスをとるという考え方）の難しい3年間であった。

この間、我が国の弱点が色々浮かび上がったが、その一つが、アメリカ合衆国のＣＤＣ（疾病対策センター）のような強力な司令塔がなく、対応が後れがちになった事である。

例えば、ダイヤモンド・プリンセス号の乗客に、新型コロナウイルス感染症の陽性者で有症状の方が出て、午前中に横浜市立市民病院に受け入れ要請があった。しかし、実際に病院に搬送されたのは夜9時近くであり、要請を受けた職員は皆、帰宅していた。入国手続きや救急車手配（出払っていたため他地域から出動）、その他色々な不具合があり、ここに縦割り行政の付けが出たと言える。厚生労働省、国土交通省、外務省、総務省消防庁などの連携が弱かったのである。

また、国と都道府県など地方自治体との温度差も、緊急事態宣言の発出や解除の判断、あるいは、Ｇｏ Ｔｏトラベル強行時などに目立った。

今回のコロナ禍で最も強い衝撃を受けたのは、医薬品をはじめとした医療物資の多くが外国頼みという事である。コロナ・パンデミックの数年前、抗生物質が入手しにくくなったために手術が制限された時期があった。我々のＮＰＯでも研究会のテーマとして取り上げ、病院薬剤師、製薬業界、薬品卸の方々を招いてシンポジウムを行い、そこに出席した国会議員の方々にも訴え、そのうちのお一人が衆議院厚生労働委員会でその事を質す予定であった。しかし、丁度、その折に内閣解散・総選挙となり、その後、コロナ・パンデミックに陥った。そのために、マスク、ガウン、消毒用アルコールなど感染症対策の「いろは」の「い」すら国内には殆どなく、中国頼みとわかったのである。

今回、消毒用アルコールやワクチンの外国頼みが特に目立ったが、カロナールなどの解熱鎮痛剤やメジコンなどの鎮咳剤も供給不足が続いている。その裏では、後発薬企業の相次ぐ不祥事や診療報酬改定の度に下げられる薬価制度、小規模企業の乱立など、製薬業界の構造的な問題も以前から指摘されている。ドラッグ・ラグ、ドラッグ・ロスと並んで早急な改革が待たれる。

先述のように、喫緊の課題として、食糧の安全保障などだけでなく、経済安全保障も益々重要になってきている。日用品や医薬品、エネルギーなどの、ある程度の備蓄は勿論、自国生産が必要であろう。特にエネルギーは、ウクライナやガザなどの困窮状態を見るにつけ、再生エネルギーも含め各地区に分散しないと有事に対応出来ない。オスプレイやイージス艦などといった国家安全保障重視の防衛重装備に力を入れる前に、身近な物品にも気配りが必要である。

一方で、医療界の話題、課題に絞ると、コロナ禍において発熱者お断りの「なんちゃってかかりつけ医」も多く、「紹介状を貰えずに病院へ来た初診の方から選定療養費をいただいてもいいのか？」との病院受付からの問い合わせもあった。その後の世論で日本医師会寄りの与党をも揺さぶり、動かし、かかりつけ医の法制化が議論になっている。

また、ICUも、専門医や人工呼吸器、ECMOを操作する臨床工学技士の不足で逼迫した。しかしそのようななかでも、地域医療構想で名指しされた436病院の半数以上が新型コロナに対応し、存在感を示したのは皮肉な話である。

病院数や病床数が20%以下の公立（的）病院が40%の患者を受け入れ、重症者に限れば60%もの患者に対応したのも公立病院であった。不要論者はショックだっただろう。総務省は錦の御旗の「公立病院改革プラン」を「強化プラン」に衣替えせざるを得なかった。

さらに今回のコロナ・パンデミックは、大学の研究にも大きな影響を与えている。研究・教育・診療の3つの柱のうち、診療に殆どのマンパワーを奪われ、日本の論文数が世界14位、2%にまで落ち込んだのである。外国では3つの分野にそれぞれ人員が配置されているが、日本では1人3役。その長所もあるが、今回は短所が出てしまった。もう少しの改善が早急に求められる。私の母校（京都大学）の山中伸弥、本庶佑両先生の主張の通りであり、文部科学省への予算拡大が必要である。

医師総数も減らすべきとの国の方針があるが、保健所や感染症専門医の不足、刑務所や入国管理施設での入所者死亡例を聞くに付け疑問に思う。余っているのは都市部の開業医、特にビル診療所の医師のみではないかと思っている。地方の診療所の後継者難など、医師の四大偏在である地域偏在・診療科偏在・病診偏在・総専偏在を解消しない限り、総数を増やし続けるしかないと愚考している。勤務医の働き方改革が始まれば、さらに厳しくなる予感がする。

コロナ禍を経て、看護師の処遇改善という、一種場当たり的、人気取り的な事例があった。岸田文雄首相が都立駒込病院のコロナ治療の現場視察で、看護師の奮闘振りを見て思い付いたらしい。動機は大変良く美談的であるが、年間救急車受け入れ200台以上などと、訳の解らぬ要件で対象が絞られた。がんセンターなどは皆、紹介患者で、救急車では来院しない。あるいは、兵庫県には県立病院が14あるが、看護師の人事異動もあり、対象外の所と差が出来てしまう。

また、コロナ禍において、ワクチンの保管などを行った薬剤師、急なゾーニングや発熱外来の設置などを行った施設や用度・備品担当者、面会禁止で鳴り止まぬ電話応対を行った事務、PCR検査奮闘の臨床検査部など、他の部門への処遇改善は無視に近く、医師・薬剤師は除くとの但し書きもあった。チーム医療重視の現場を知らないか、知っていてもお金が掛かるので知らん振りかと思われるような内容である。先日の検証では予算通りの配分との事なので、後者であろう。日本看護協会ももっと他の仲間の事も考える大人になって欲しいと思っている。縁の下の力持ち的に廃棄物処理の方や清掃、空調管理などを行ってくれている、色々な方のお陰で今回の危機が乗り切れたのである。

私は常々、教育と同じ様に医療にも「遊び」が必要としつこく主張している。病床稼働率が90％以上でないと赤字というのでは、災害やコロナ・パンデミックのような事態が起こった時に余力もベッドもなく、入院は不可能である。また、常に１００ｍを全力疾走の状態ではマンパワーも余力がない。

以前、今回と同じような経験をした事がある。28年前の阪神・淡路大震災である。けが人が溢れるなどの状況下で、優良病院と言われる所はほぼ満床で活躍出来ず、日頃、「あんな病院要るの？」と陰口をたたかれていた施設が獅子奮迅の大活躍を見せた。医療界は流石（さすが）だなぁと少し安心し、鼻高になった。

今回のパンデミックを経験したことで、我々は大きく進歩すべきであり、楽観的にはそうなると信じている。欧州ではペストの流行によって旧教から新教への宗教革命が起き、文芸復興も起こった。祈るだけでは駄目、キリストやマリア様を描くだけでは何も始まらないという事がわかり、マルティン・ルターやレオナルド・ダ・ヴィンチ、ミケランジェロ、そして「それでも地球は回っている」のガリレオを輩出したのである。第一次世界大戦中のスペイン風邪によっても、麻酔や手術など、必要に迫られ医学の進歩が促された。人類の歴史そのものが感染症との闘いの歴史なのである。全ての感染症が天然痘のように駆逐される日が待ち遠しい。きっと、その日が来ると信じている。

コロナ禍で、医学部入学時からの親友Ｏ君を失った。ワクチン接種後の夜の急変である。京大で解剖していただいたが、ワクチン関連死の判断はグレーだった。当時、２００人近い方がワクチン接種後に亡くなったと報じられていたが、殆どがグレーであり、最近は黒が少しずつ出ている。

３年余りのコロナ・パンデミックで亡くなられた方々や後遺症で苦しんでいる方々、今も闘病されている方々に心からのお見舞いを申し上げ、次の感染症に対してこの本が何らかのお役に立てばと思い出版する次第である。今回も、大変御多忙のなか、ご執筆くださった、政府委員も務められた自治医大学長の永井良三先生はじめ、各位に深甚な敬意と感謝を捧げつつ、この本を上梓することで、多くの方々の目に留まり記憶に残って欲しいと念願している。

尚、左に掲載しているポスターは、コロナの厳しい時に開催した私が会長を務める全国公私病院連盟主催「国民の健康会議」である。新型コロナウイルスに、アレしたチームのMLB風の強打者が地球外ホームランで打ち勝つ希望を描いたものである。今の私の気持ちを、LMCが製作した『医療安全いろはカルタ（改訂版）』でイラストを担当している熨斗克哉氏に描いてもらった。

提供：一般社団法人 全国公私病院連盟

この原稿をとりまとめるタイミングで、沢山のコロナ関連出版物を読ませていただいた。

1冊目は尾身茂氏による、政府や専門家会議、殺人予告の脅迫状など責任の重い所からのレポート的著作『1100日間の葛藤』（日経BP）。2冊目は『人間対コロナ』（神戸新聞社論説委員室編、神戸新聞総合出版センター）。クラスターなどで苦労された、10年連続救急No.1の神戸市立医療センター中央市民病院の取材記録であり、後輩の写真も多々あり、頑張っているなぁと喜ぶとともに「お疲れ生（一杯）です」と言いたい。3冊目は『新型コロナ最前線』（日本自治体労働組合総連合編、黒田兼一監修、大月書店）。4冊目は『新型コロナウイ

ルス　ナースたちの現場レポート』（日本看護協会出版会編集部編、日本看護協会出版会）である。

　3冊目は自治体病院の仲間なので、身びいきかもしれないが、存在感を再認識した。その使命感を全うしたのがよく解る内容であった。看護協会も最前線、ワークライフ、ホスピタルホームのバランスや、老父母、幼児などハイリスクの家族への気配りと患者さんへの貢献での板挟みなど、心打たれるシーンが多く、今後の飛躍に繋がる一冊であった。

　そして、我々のコロナ3部作の既刊2作『新型コロナウイルスとの闘い・現場医師120日の記録』『新型コロナウイルスとの闘いⅡ・看護師が見たパンデミック』も、手前味噌になるが是非お読みいただきたい。各方面からの臨場感溢れる力作である。

　宜しくお願い申し上げます。

地域医療・介護研究会JAPAN会長
邉見公雄

特別寄稿

COVID-19パンデミックとの関わり

自治医科大学 学長
永井良三

筆者は学長として教育・臨床現場の課題に対応していたが、同時に日本医師会COVID-19有識者会議や政府の委員会委員も務めた。本稿ではこれらの場での経験を紹介したい。

はじめに

2020年1月に始まった新型コロナウイルス感染症（COVID-19）の流行は、医療・医学だけでなく、世界史的事件となった。誰もがそれぞれの立場で関わり、多くの物語が生まれた。これを記録として後世に残すことは、大きな意味がある。劣悪な環境で、最前線の人々がどのように闘ったか、何を課題として感じたかを、物語として、いわば症例報告のような形で残しておくことが重要である。物語がないと、経験は時間とともに風化し、意味の漂白化した対策マニュアルしか残らない。

1 COVID-19の上陸

2020年2月にクルーズ船ダイヤモンド・プリンセス号でCOVID-19の集団感染が発生し、栃木県の病院にも患者が搬送されるようになった。2月7日に名古屋市で国内感染の第一号が報告されると、患者数は日ごとに増加した。3月末には、自治医科大学の附属病院と附属さいたま医療センターに市中の感染者が入院し始めた。まだ感染力が強い時期で、高齢者の死亡率は20％以上と報じられていた。前面に立つ職員の安全を願うばかりだった。

間もなく、さいたま医療センター集中治療部の讃井将満教授から、「県内の基幹病院に患者受け入れをお願いして欲しい」という切迫した要望が届いた。早速、2つの大病院の管理者に電話でお願いしたが、病院として受け入れない方針であること、ECMOの貸し出しは可能とのことだった。困惑のなかで、新型インフルエンザ等対策特別措置法（特措法）には大きな欠陥のあることを思い知らされた。

筆者の専門は、内科と循環器内科である。感染症を専門とするわけではないが、東大病院長時代に、MRSA（編集注：メチシリン耐性黄色ブドウ球菌感染症）の院内感染対策や医療安全を陣頭で指揮したことがある。そのためCOVID-19の流行が始まると情報を収集し、注意深く見守っていた。パンデミックは医療システム全体に関わる問題であり、日本の医療・疫学情報の取り扱いや感染症研究などの課題が浮き彫りになるだろうと予想していた。

2　日本医師会COVID-19有識者会議

流行の水際作戦がもはや難しくなった2020年4月末、日本医師会の横倉義武会長から依頼があり、「COVID-19有識者会議」を立ち上げることとなった。筆者が座長、笠貫宏先生（現Medical Excellence Japan 理事長）が副座長を務め、医学・医療界を代表する20名以上の方に参加いただいた。ワーキンググループを作って意見書をまとめ、ホームページを開設し、意見書、ワーキンググループ報告書、論説を掲載した。特に流行初期の2020年5月はひと月に45本、6月は28本というハイペースで記事を掲載し、国内外の多くの方々に閲覧いただいた。この活動は、2021年4月から武見記念生存科学研究基金の支援を受け、今も継続している。[1]

最近のホームページには、私の東大教養学部時代の同級生である大林千一自治医科大学客員教授（元総理府統計局長）の手になる、「人口で補正した地域別・年代別感染率」に関する膨大な数のグラフを掲載し、2~3週間ごとに更新している。[2] こうした情報発信はコロナパンデミックの記録としても重要であり、国立国会図書館からは、記事を永久保存したい旨の連絡をいただいた。

コアメンバーによるWEBミーティングを頻回に開催し、情報交換と記事の執筆の依頼を行った。事務局の横山聡医師（日産厚生会診療所）、佐藤寿彦医師（プレシジョン社）、森澤雄司医師（自治医科大学）が協力してくださった。

3　アビガン早期承認問題

2020年5月に起こったのが、アビガンの早期承認問題である。COVID-19は緊急事態であったため、特例承認制度の適応が検討された。特例承認とは、「医薬品、医療機器等の品質、有効性及び安全性の確保等に関する法律第14条の3第1項の規定に基づき、①疾病のまん延防止等のために緊急の使用が必要、②当該医薬品の使用以外に適切な方法がない、③海外で販売等が認められている、という要件を満たす医薬品について、承認申請資料のうち臨床試験以外のものを承認後の提出としても良い等として、特例的な承認をする制度」である。

COVID-19の流行が本格化した2020年5月、この制度によって承認されたのが、エボラ出血熱の治療薬として開発されたレムデシビル（ベクルリー®）である。根拠になったのは、ACTT研究という無作為介入比較研究のプラシーボ群と比較した中間解析である。レムデシビルは重症者を対象に承認されたが、同年12月の最終報告によると、軽症から中等症の患者の在院日数を5日ほど短縮したという。[3]

同時期に、新型インフルエンザ薬であるファビピラビル（アビガン®）についても特例承認の動きがあった。これは、コントロール群のないシングルアームの観察研究をもとに薬事承認を得る計画だった。2020年5月の中間報告書（第1報）によると、国内407の医療施設に入院した2158名のファビピラビル投与患者が登録された。しかし患者の背景まで入力された症例は2127例、投与開始後7日目の経過まで入力されている症例が1713

例、14日目の経過まで入力されている症例が１２８２例、入院から約1カ月後までに生じた転帰が入力されている症例が１９１８例であった。データクリーニングは限定的であり、転院元、転院先などの情報はない。また転院患者でファビピラビルの投与が複数施設に及んだ場合、同一患者のデータがそれぞれの医療施設から入力されている可能性もあった。さらにアビガン非使用症例の対照群がないため、有効性の評価は行われていない[4]。

アビガンの特例承認の動きに対して、日本医師会ＣＯＶＩＤ-19有識者会議は、慎重な対応を求める声明を発出した[5]。この声明は大きな反響があり、その後、政府内でも冷静な議論が行われるようになった。

アビガン問題のポイントは、臨床経過のばらつきの大きいＣＯＶＩＤ-19に対する有効性を、比較対照のない臨床観察に基づいて承認できるかという点にあった。結局、企業側は申請を取りやめ、１５６人のＣＯＶＩＤ-19肺炎を対象とする治験を実施した。しかし単盲検試験ということもあり、薬事承認には至らず、その後、開発は断念された。

アビガンの臨床研究は、対照群のない観察研究だった。こうした手法では、劇的な効果がない限り、薬事承認に観察研究の結果を用いることは難しい。

もう一点、重要なのは臨床研究法である。本観察研究は、適応外の医薬品を用いた臨床経験の記述にとどまっていた。一般に、観察研究は臨床研究法の対象とならない。しかし観察研究でも、適応外の薬剤を用いて薬剤の有効性を評価すれば特定臨床研究となり、厳格な手続きが必要である。

今回のアビガンの観察研究の目的は、医療上の経験に基づく安全性と有効性の俯瞰だった。適応外使用の薬剤を用いているが、特定臨床研究としては位置付けられておらず、そのため比較対照群も設定されていない。ばらつきの大きいＣＯＶＩＤ-19の臨床経過を考えると、この観察研究をもとにして、アビガンの安全性と有効性の評価、さらに特例承認の審査を行うことはもとより不可能だった。

4　内閣官房AIシミュレーション事業アドバイザリーボードへの参加

２０２０年５月には、第１回の緊急事態宣言も解除され、７月中旬には国内の緊張もやや緩んできた。この頃、内閣官房新型コロナウイルス感染症対策推進室の樽見英樹室長（後の厚生労働事務次官）から電話をいただき、内閣官房ＡＩシミュレーション事業アドバイザリーボード委員への就任を依頼された。委員長は黒川清先生、委員は山中伸弥先生、安西裕一郎先生と私の４名だった。

シミュレーションチームの目的の一つは、第１波における対策が成功した理由を、様々なデータで分析することにあった。実際、同チームによるスーパーコンピュータ富岳を用いた飛沫飛散のシミュレーションモデルは、世界的にも高い評価を得ていた。しかし、感染が再拡大するなか、公的ＰＣＲ検査が行きわたっておらず、シミュレーションチームも感染状況に関するデータを持ち合わせていなかった。国民の間でも、ＰＣＲ検査を受けられないことに対する不満が高まっていた[6]。

当時の専門家会議は、ＰＣＲ検査の偽陽性率を考慮して、事前確率の高い人たちに限定して検査を行う方針と説明していた。しかし、そもそもＰＣＲ検査の偽陽性率は不明であり、公的検査が進まない一方で、民間検査は増加していた。

そこで、２０２０年11月27日の第３回アドバイザリーボードにおいて、ハイリスク地域やグループに対して、公的ＰＣＲ検査を大規模に実施するよう提案した。翌日、内閣官房から電話をいただき、第三次補正予算に申請してみるとのことであった。その後、政府与党内でも評価されたとのことで、81億円が措置された。

これにより、第２回緊急事態宣言解除後の14都道府県の無症状者を対象に、２０２１年２月から10月まで唾液を用いたＰＣＲ検査が実施された。調査期間は第４波（アルファ株）と第５波（デルタ株）に一致し、第５波はワクチン接種の普及する時期にも重なった。この調査のデータは内閣官房が一括して管理し、地域別、年代別の陽性率が毎週公開された。データ提示の方法に問題はあったが、１００万人の無症状者を調査したという点では、世界的にも貴重なデータとなった。

明らかになったことは、①第4波と第5波の間欠期の唾液PCR検査の陽性率は0・028%と低かった。このことから本PCRの偽陽性率は極めて低いと考えられる。②14都道府県の無症状者の陽性率は、全国の感染者数と極めて高い相関を示す。③日本のPCR陽性者は欧米よりもはるかに少ない。日本では、PCR陽性基準はCt値で約40回までとしているが、欧米のように25回以下とすると、日本の陽性者数はさらに少ない。④流行初期は、Ct値の低い陽性者の割合が相対的に多い。⑤ワクチン未接種の多い若年世代で陽性率が高い。⑥ワクチン接種回数が多いほど、無症状者の陽性率は低いなどであり、これらの結果は、武見基金COVID-19有識者会議のホームページに掲載し[7][8]、2022年12月にはJAMA Network Open に発表された[9]。

なお2022年からは、無症状者の唾液PCR検査は、各自治体で実施されるようになった。しかし時系列データが開示されているのは、調べた限りでは東京都と静岡県のみである。両自治体ともに、第6波のピーク時の陽性率はそれぞれ9%、8%と、第5波の約30倍に上昇した。こうした変化の意味を明らかにするためにも、他の道府県でも情報の開示が求められる。

5 内閣官房新型コロナウイルス対策に関する検証会議

第6波が収束しつつあった2022年5月中旬、内閣官房新型コロナウイルス感染症対策推進室迫井正深室長から、政府のコロナ対策の検証会議（新型コロナウイルス感染症対応に関する有識者会議）の座長を依頼された。これまで感じてきた疑問を検証するよい機会になると考え、お引き受けした。しかし流行は続いており、第7波の到来も必至と考えられた。この状況で個々の対策の是非についての判断は時期尚早である。一方で、特措法の枠組み、保健所の体制、健康危機管理と情報収集、日本の感染症の基礎研究のあり方などの構造的問題を明らかにすることは可能である。PCR検査体制の後れについても、調査が必要だった。

しかし、事務局によると、ひと月余りの間に5回の会議を開いてまとめるという。期間が短かったため、委員には個別に意見書を提出するよう求めた。

筆者は5月の連休中に40人を超える多彩な専門家にインタビューを行い、個人的な意見書をまとめた。短期間であったため十分な検証ができたわけではないが、健康有事の際の知事の権限強化、感染者の入院に関する取り決め、政府への情報提供のあり方、感染症研究への支援などを強調した意見書を取りまとめた[10]。

なおPCR検査の拡大の後れについては、検査キットの不足が原因であり、検査のキャパシティを拡大する責任体制が不明だったという証言があった。会議の報告書[11]や意見書[10]を読んだ米国疾病予防管理センター（CDC）もインタビューに来られた。とりわけ武見基金COVID-19有識者会議ホームページの地域別データについては、高い評価をいただいた。

短期間の検証に対して、メディアからは拙速という批判があったが、報告書[11]とともに意見書[10]を公開したところ批判は収まった。報告書は、その後、感染症法改正の基礎資料となった。しかしこれは私権を制限し、自治体の権限を大きく強化するもので、国民にも大きな影響のある改正だった。これに対してメディアから意見は出ず、社会的な議論が行われなかったのは残念だった。

おわりに

パンデミック対策は、偶然に翻弄され、人間の手に負えない不条理に対してどう取り組むかという問題である。予測の難しい災禍に立ち向かうには、情報を収集し、国の危機管理体制を作っておく必要がある。２００９年、新型インフルエンザ（A／H1N1）が流行した時に、わが国も将来のパンデミックへの備えを用意したはずだった[12]。さらに今回は特措法によって体制を強化していた。しかしそれでも入院措置や感染情報収集に関する自治体の権限は限定的であり、基本的に依頼に基づく危機管理だった。

コロナ禍で頻回に緊急事態宣言が発出される中で、多くの国民の生活が変化した。明日が見通せなくなったこともあり、読書量が大幅に増えた。外国書にはＣＯＶＩＤ-19に関する優れたモノグラフが多く、「*The Invisible Siege: The Rise of Coronaviruses and the Search for a Cure*」からは多くを学んだ。[13]

学生時代のことだが、義兄にカミュの『ペスト』の原著でフランス語を教えてもらったことがある。当時は言葉を逐（お）うのが精一杯で、しかも途中で終了したままになっていた。そこでこの機会に文庫本で読み直すことにした。[14]

コロナ禍を経験すると、作者のメッセージがよく理解できた。特に、コロナパンデミックと闘った現場の方々への賛歌として、「パヌルー（神父）は書斎の人間です。人の死ぬところを十分見たことがないんです。だから真理の名において語ったりするんですよ。……臨終の人間の息の音を聞いたことのあるものなら、その悲惨のすぐれたゆえんを証明しようとしたりする前に、まずその手当てをするでしょう」という一節を見出すことができた。

【参考文献】

(1)　武見基金ＣＯＶＩＤ-19有識者会議
https://www.COVID19-jma-medical-expert-meeting.jp/

(2)　永井良三、大林千一「グラフでみる人口で補正した年代別・都道府県別新規感染率」
https://www.COVID19-jma-medical-expert-meeting.jp/topic/7400
5類移行後

(3)　https://www.COVID19-jma-medical-expert-meeting.jp/topic/1828
Beigel J, Tomashek KM, Dodd LE, et al. Remdesivir for the Treatment of COVID-19 — Final Report N Engl J Med. 2020 Nov 5;383(19):1813-1826.
https://www.nejm.org/doi/full/10.1056/nejmoa2007764

(4)　ファビピラビル観察研究中間報告（２０２０年５月15日現在）
藤田医科大学ファビピラビル観察研究事務局
https://www.kansensho.or.jp/uploads/files/topics/2019ncov/COVID19_favip_0526.pdf

(5)　日本医師会ＣＯＶＩＤ-19有識者会議「新型コロナウィルス感染パンデミック時における治療薬開発についての緊急提言」
https://www.COVID19-jma-medical-expert-meeting.jp/topic/4549

(6)　日本医師会ＣＯＶＩＤ-19有識者会議「ＣＯＶＩＤ-19感染制御のためのＰＣＲ検査等の拡大に関する緊急提言」
https://www.COVID19-jma-medical-expert-meeting.jp/topic/3243

(7)　永井良三、相澤健一「唾液ＰＣＲによる一般人口のＣＯＶＩＤ-19モニタリング検査の意義(1)」

https://www.COVID19-jma-medical-expert-meeting.jp/topic/6570
(8) 永井良三、相澤健一「ＣＯＶＩＤ-19モニタリング検査の意義(2)：デルタ株後の変化」
https://www.COVID19-jma-medical-expert-meeting.jp/topic/6954
(9) Suzuki T, Aizawa K, Shibuya K, Anzai Y, Kurokawa K, Nagai R. Prevalence of Asymptomatic SARS-CoV-2 Infection in Japan
JAMA Network Open. 2020;5(12):e2247704. doi:10.1001/jamanetworkopen.2022.47704
(10) 永井良三「政府の新型コロナウイルスパンデミック対策に関する意見書」
https://www.COVID19-jma-medical-expert-meeting.jp/topic/7352
(11) 新型コロナウイルス感染症対応に関する有識者会議取りまとめ、新型コロナウイルス感染症へのこれまでの取組を踏まえた次の感染症危機に向けた中長期的な課題について
https://www.cas.go.jp/jp/seisaku/coronavirus_yushiki/pdf/gijisidai_5-1.pdf
(12) 和田耕治編集、宮村達男監修『新型インフルエンザ（Ａ／Ｈ１Ｎ１）―わが国における対応と今後の課題』中央法規、２０１１
(13) Dan Werb, *The Invisible Siege: The Rise of Coronaviruses and the Search for a Cure*, Crown, 2022
(14) カミュ、宮崎嶺雄訳『ペスト』新潮社、１９６９

永井良三（ながい・りょうぞう）
１９７４年 東京大学医学部卒業
１９７７-83年 東大病院第三内科 医員
１９８３-87年 米国バーモント大学生物物理学教室、客員准教授
１９８８-91年 東大病院検査部講師
１９９１-93年 東京大学医学部第三内科講師・病棟医長
１９９３-95年 東京大学医学部第三内科助教授
１９９５-99年 群馬大学医学部第二内科教授
１９９９-２０１２年 東京大学大学院医学系研究科内科学専攻循環器内科教授
２００３-07年 東京大学医学部附属病院長
２０１２年-現在 自治医科大学学長
２０１４年-現在 科学技術振興機構研究開発戦略センター上席フェロー
２０１９年-現在 宮内庁皇室医務主管
２０２３年-現在 内閣府 戦略的イノベーション創造プログラム（ＳＩＰ）第３期「統合型ヘルスケアシステムの構築」プログラムディレクター

新型コロナウイルスとの闘いⅢ・
夜明けへの道標

目次

第2章 新型コロナウイルスとの3年間を振り返る

第3章
一旦の総括に向けての論点①
「新型コロナウイルスとの闘い」IとIIからの考察

第4章
一旦の総括に向けての論点②
第10回LMC研究集会の報告より

本書の内容は、特に明記のないものについては、諸先生方に寄稿いただいた2023年9月時点のものであり、名称や肩書き、数値などは執筆当時のものです。

装幀　本澤博子
本文図表作成　ティー・ハウス

第1章

医療・介護現場の終わらぬ闘い

彦根市立病院の闘い

新型コロナのパンデミックを振り返って

彦根市立病院事業管理者
金子隆昭

2020年4月、滋賀県よりCOVID-19の専用病棟を当院にも設けてほしいと要請があったため、院内で何度か検討会を行い、最終的に受け入れることに決定した。それから3年が経過し、COVID-19は現在、感染症法上2類相当から5類へと引き下げられた。WHOからもパンデミック解除が宣言され、パンデミックは過去のこととして、すっかり忘れ去られてしまった感がある。

パンデミックの最中、新型コロナウイルスの感染力が強まると、当院でも一般病棟に入院中の患者やスタッフから陽性者や濃厚接触者が続出し、一時はかなり逼迫した状況になった。その時には専用病棟は満床で、病棟で発生したCOVID-19の患者を受け入れることができなかったため、患者が発生した病棟でゾーニングを行い、対応しなければならない事態も生じた。しかしながら、総体的には、当院ではCOVID-19の患者とそれ以外の入院患者への対応を並行して行うことができ、通常医療の逼迫は生じなかった。

当院のCOVID-19への対応でよかったと思われる点は、

①専用病棟設置の要請を受けた時点から、対策本

部会議を立ち上げ、定期的に検討会を重ねて情報の共有を図ったこと
②専用病棟を設けるに際して、スタッフの意向を聞き、配置換えを希望するスタッフには希望を叶えるようにしたこと
③各病棟から専用病棟へのスタッフのアシスト体制を構築したこと
④地域連携室を中心として、保健所や滋賀県のコントロールセンター、そして医師会と連携を密にしてきたこと
⑤陽性者が確認された場合は、保健所の協力を得て、時間外でも全ての接触者から迅速に検体採取を行い、無症状の陽性者を発見して隔離したこと
⑥検査は検査科スタッフが中心となり、24時間体制で実施したこと
⑦地域で大きなクラスターが発生した際には、休日でも病院のスタッフが協力し合って検体採取に協力できたこと（小児のクラスターが生じた場合には、小児科医師が検体採取に協力してくれた）

などが挙げられる。

ここで、新型コロナへの対応に携わった部門ごとにこの3年間を振り返ってもらい、記録として残し、将来発生する可能性が高い新興感染症に対応するためのＢＣＰ（事業継続計画）の一助にすることにした。新型コロナの対応では、病院の診療科、部門の垣根を越えて一丸となって対応することができたのも、全ての病院スタッフが不平や不満を口にせず、献身的に対応してくれた努力の賜物であり、感謝の念を禁じ得ない。

金子隆昭（かねこ・たかあき）
1985年　京都大学医学部卒
2014年　彦根市立病院 院長、滋賀県病院協会理事
2016年　彦根市立病院事業管理者兼院長
2021年　滋賀県病院協会 会長
2023年　彦根市立病院事業管理者
日本病院会理事
全国自治体病院協議会理事

新型コロナの対策本部の活動を振り返って

―チーム医療におけるコミュニケーションと臨機応変な対応―

彦根市立病院医療安全推進室医療安全管理者
佐伯公亮

２０２０年3月11日、ＷＨＯは新型コロナウイルス感染症（ＣＯＶＩＤ-19）のパンデミックを宣言した。２０２０年1月には日本で最初の感染者が確認され、2月にはクルーズ船で集団感染が発生していた。連日のようにＣＯＶＩＤ-19が報道され、我々医療従事者の危機感は日を増すごとに募っていった。このような社会情勢を鑑（かんが）みて、当院では2月に「新型コロナウイルス感染症対策本部」を立ち上げ、情報の収集と共有を図った。

滋賀県では3月に初めてＣＯＶＩＤ-19の患者が確認されるに及び、ＣＯＶＩＤ-19の専用病棟を県内2施設に設け、まず１００床確保するという方針を打ち出し、その専用病棟を当院に設けてほしいと要請があった。当院では、対策本部長である金子院長（当時）の、ＣＯＶＩＤ-19を災害と考えて、平時の感染症対策では対応できないとの指示のもとに、ＣＯＶＩＤ-19の専用病棟の設置を引き受け、「スイッチ」を入れた。

現場レベルでの即応性を強化し、情報を集約するために、「新型コロナウイルス感染症対策本部」を「ＣＯＶＩＤ-19対策推進本部」（以下、「本部」という）へと改編し、人員を配置して実働を開始した。

構成は医師、看護師、薬剤師、医療技術局、総務課のメンバーからなり、病床調整部門、診療部門（入院、外来）、資器材部門、感染対策部門、事務部門、看護部門を統合した。災害時対応には「CSCATTT」のキーワードがあり、それを新型コロナウイルス感染症にあてはめて、C：Command & Control 指揮と連携、S：Safety 安全（院内感染対策も含む）、C：Communication 情報伝達（収集、統一、共有）、A：Assessment 評価（患者、院内スタッフ、資器材等）で体制を構築し、T：Triage トリアージ（重症度、重症化の判断）、T：Treatment 治療（当院COVID-19クリニカルパス）、T：Transport 搬送（滋賀県COVID-19コントロールセンターと連携、民間救急車、自衛隊車両、消防救急車）の3Tで患者に対応した。

次第にCOVID-19の病態や感染力、重症化リスク等が明らかになり、ワクチンなどの予防対策が確立してくると、様々な情報が入り乱れた時期もあったが、本部会議を定期的に行い、情報を集約化、共有して乗り切った。

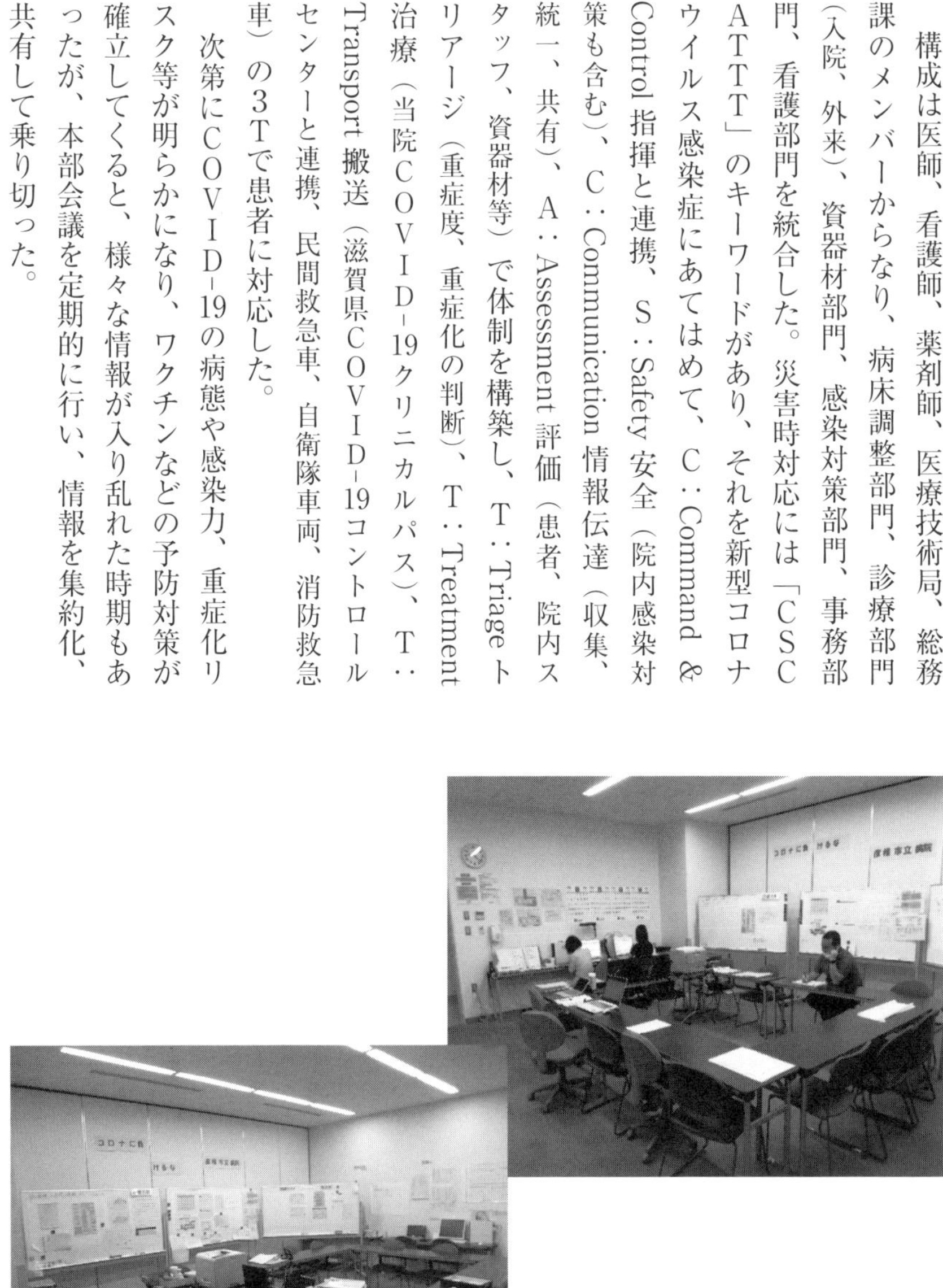

COVID-19対策推進本部の様子

図1　COVID-19対策推進本部組織図

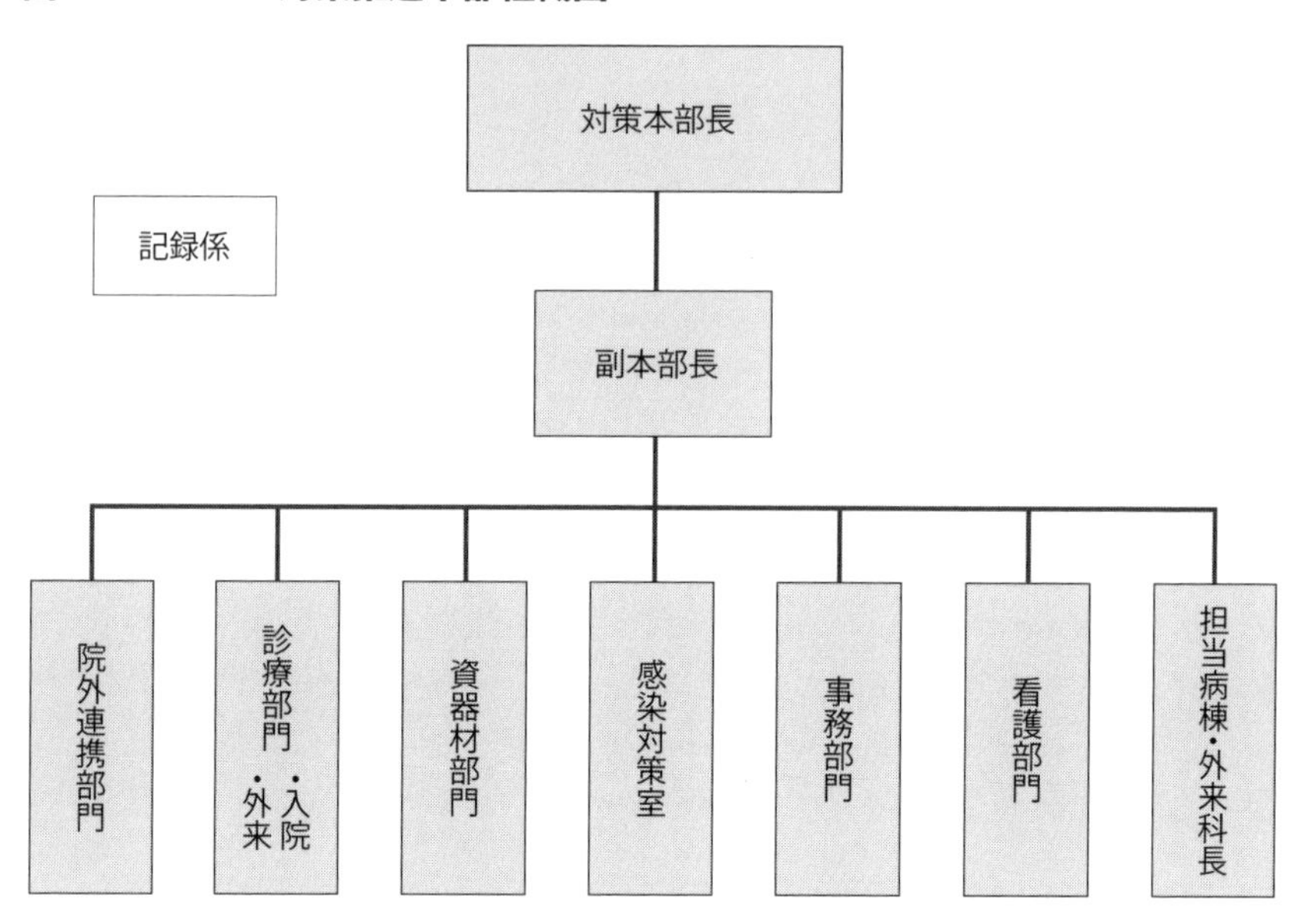

図2　COVID-19対策推進本部の役割

- 院内の情報収集、情報の統一
- To Doリストの作成→担当部署へ解決策提出を依頼
- 有事の対応
- 院外連携（コントロールセンター、転院調整）
- 患者in out時の調整、環境清掃
- 資器材管理
- 病床管理
- 人員調整
- 診療局との調整
- メンタルケア

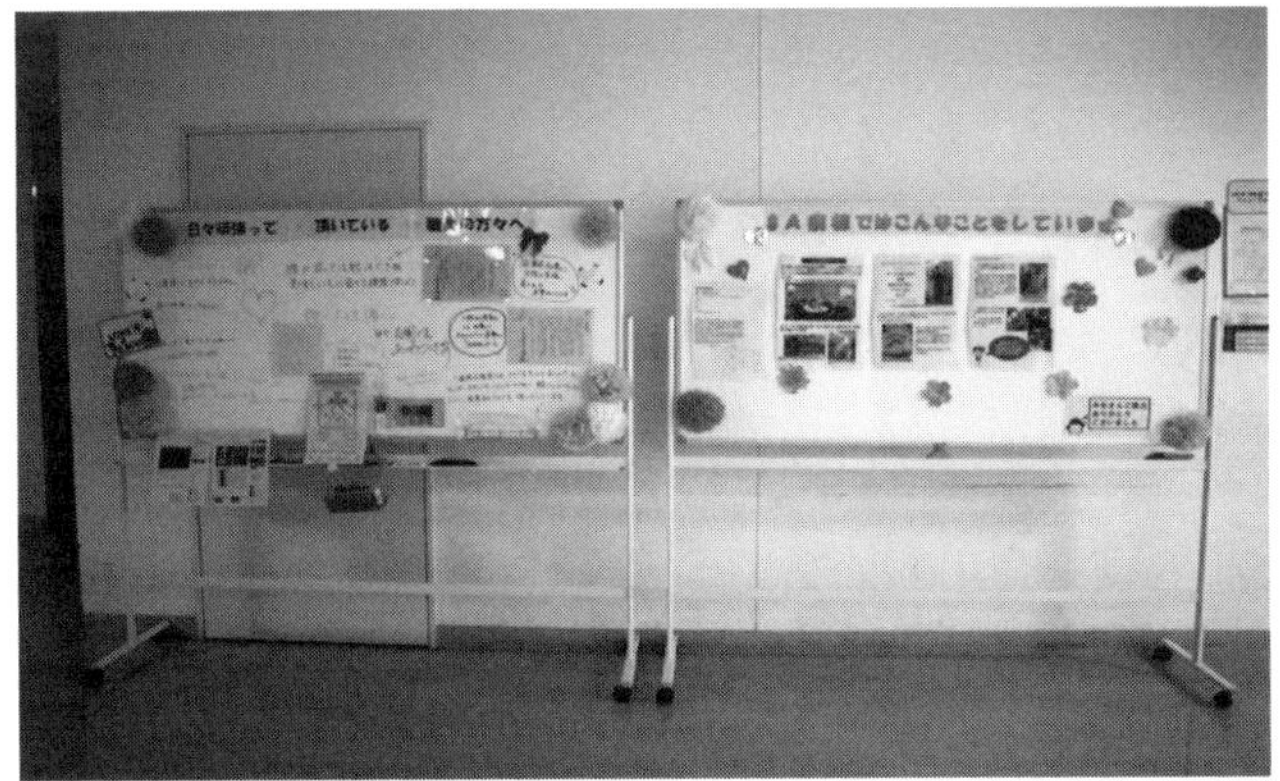

市民からの
メッセージボード

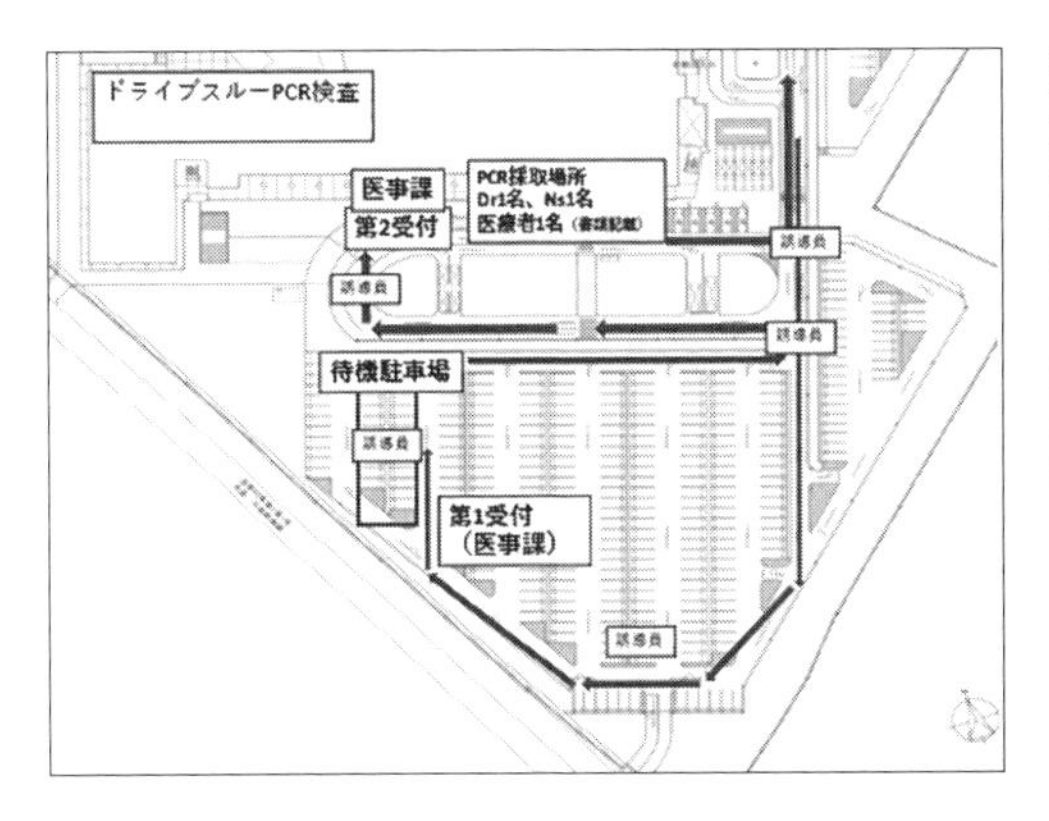

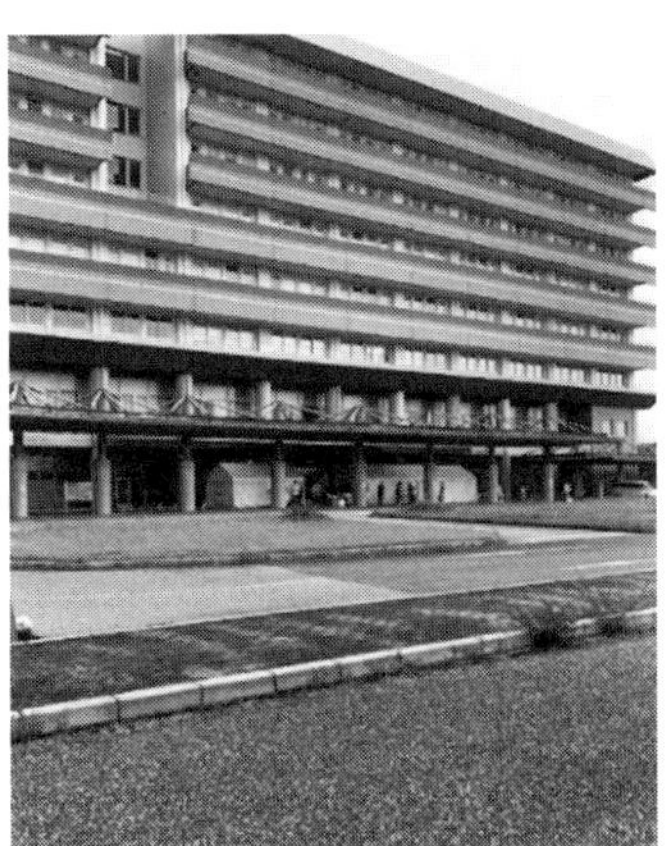

ドライブスルーPCR検査

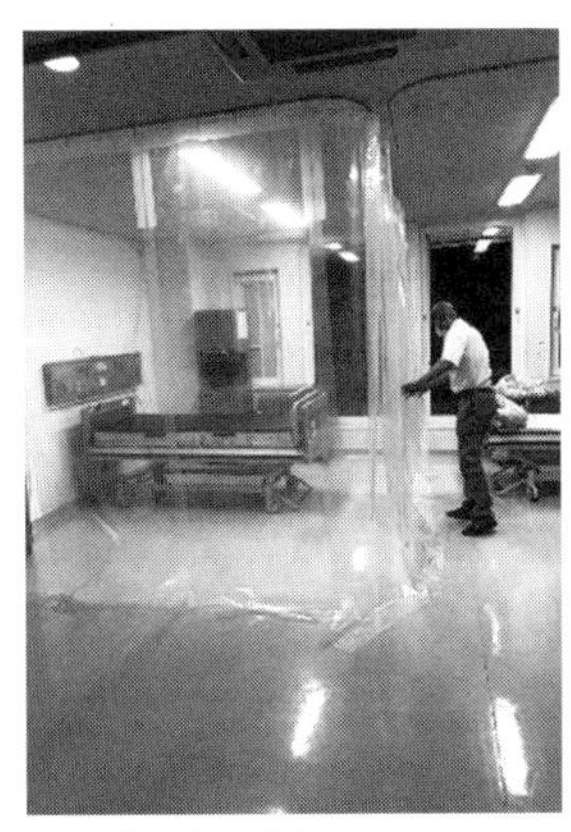

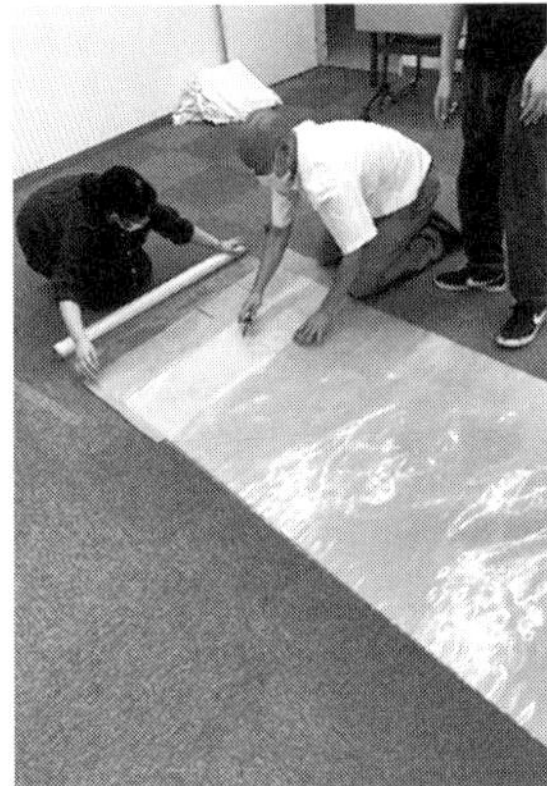

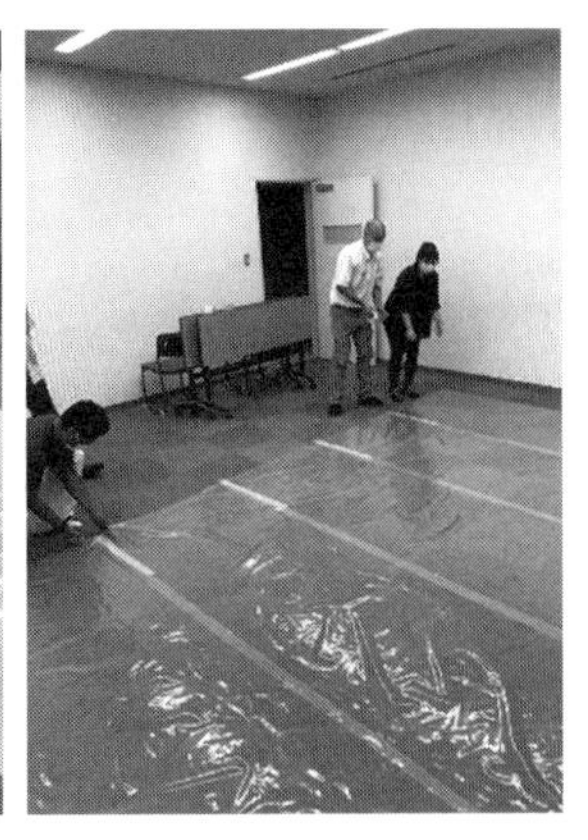

資器材調達と手作りカーテン

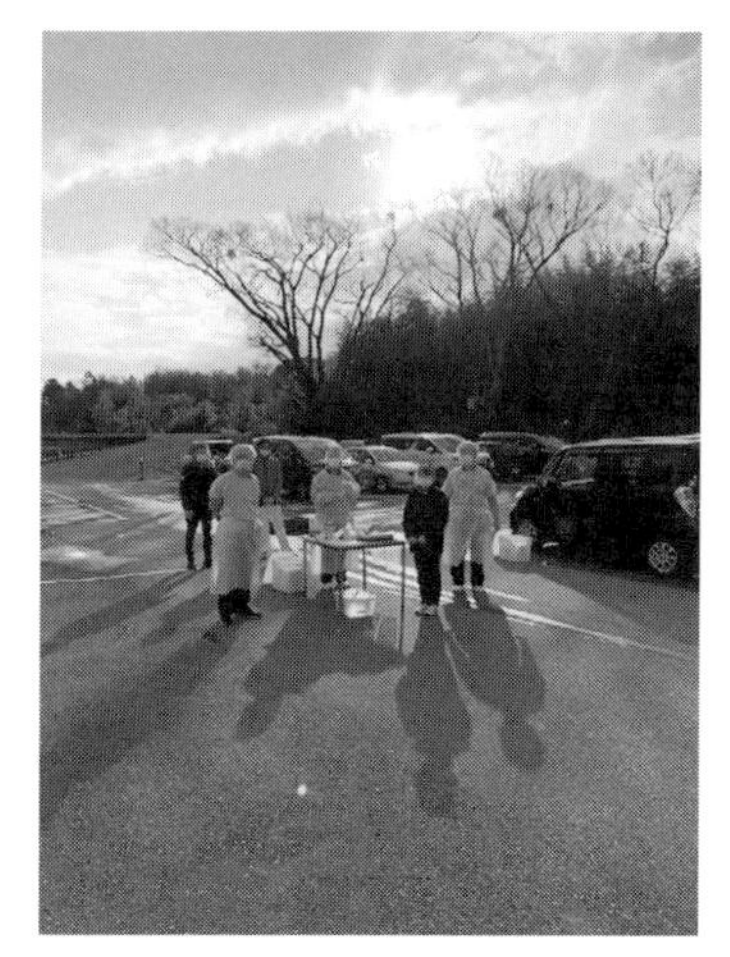

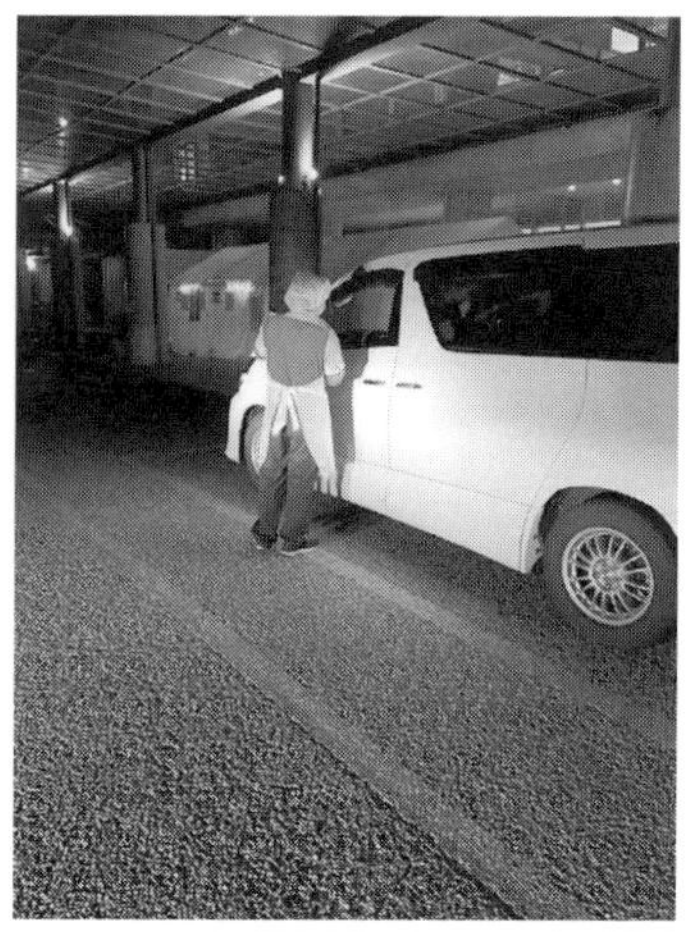

屋外での検体採取

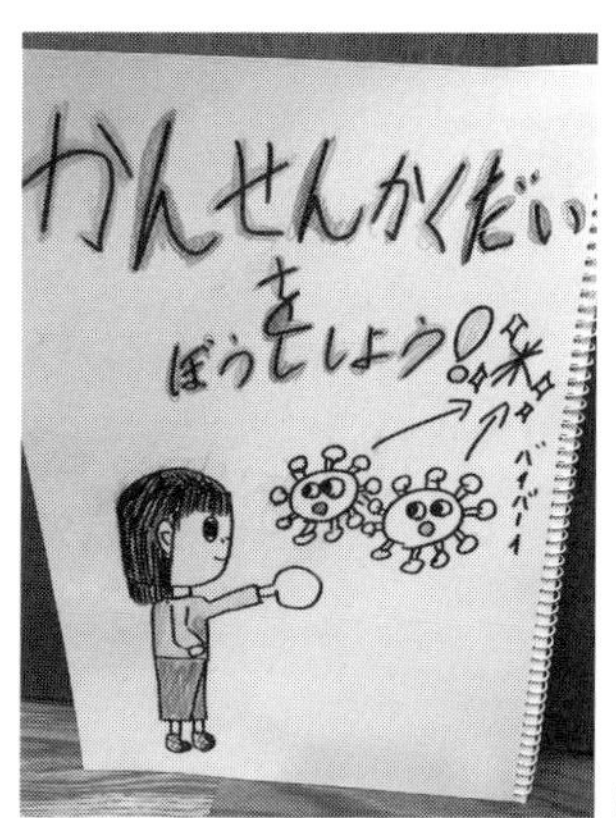

娘からのメッセージ

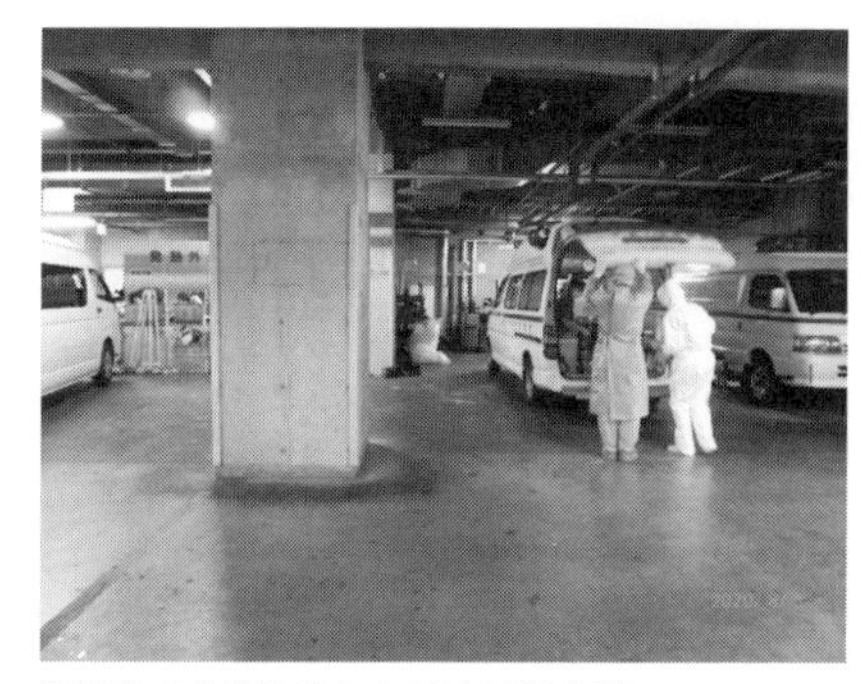

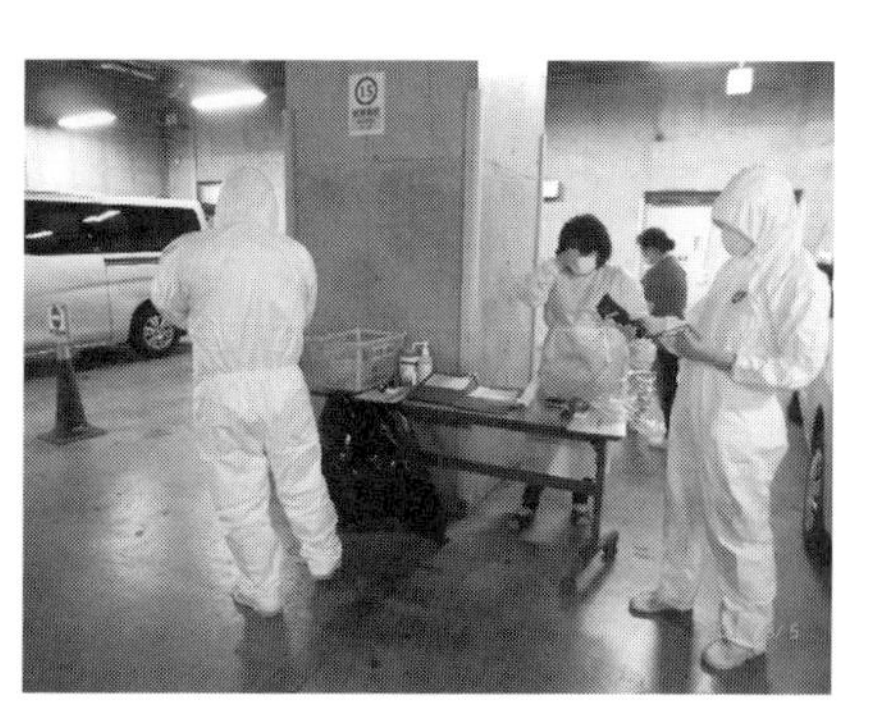

圏域外の介護施設から10人同時入院

当院は保健所から依頼を受けると、近隣施設でクラスターが発生した時には、ドライブスルー形式でのＰＣＲ検査を実施し、幼稚園や保育所でクラスターが発生した時には小児科医の協力を仰いで検体採取に協力した。院内でクラスターが発生した時には、保健所の協力の下、直ちに濃厚接触者を割り出し、ＰＣＲ検査のための検体採取を行った。本部員が職種に関係なく総がかりで、検体採取、環境清掃、接触者割り出し、院外連携等を分担した。地域住民へのワクチン接種も、その時々に対応可能な病院スタッフが柔軟に対応した。本部を運営するにあたり、日頃関わりの少ない職種との間に関係性を築き、信頼関係を構築するのに「チームＳＴＥＰＰＳ」（患者安全向上プログラム）のスキルは有用だった。

第1波から第8波まで経験した中で、重要なことは臨機応変な対応、そして病院全体が「ワンチーム」として対応することだった。決められていることは遵守しなければならないが、その中で改善できることがあれば直ちに改善する。そしてチーム全体で情報を共有し、全職員が職種間の垣根を越えて共通認識と共通理解を持つことが大切である。

新型コロナが5類に引き下げられたが、油断することなく、病院全体で対応していかなければならないと考えている。

佐伯公亮（さえき・こうすけ）

滋賀県立看護専門学校卒業
２００２年４月　彦根市立病院入職、外科・麻酔科・消化器内科病棟勤務
２００９年４月　集中治療室勤務
２０１７年４月　彦根市立病院医療安全推進室主幹・看護科長 医療安全管理者
日本ＤＭＡＴ隊員
滋賀県災害医療コーディネーター

新型コロナ専用病棟での活動を振り返って

彦根市立病院新型コロナ専用病棟看護師長
松宮千代美

当院は、令和2年4月に滋賀県の要請を受けて新型コロナ専用病棟を立ち上げ、主に軽症から中等症までの患者を受け入れてきた。

私自身は、立ち上げから現在まで専用病棟の看護師長として、組織の管理を行ってきた。これまでを振り返ると、当初は未知なるウイルスへの恐怖と対峙し、スタッフは不安を抱えながらも使命感優位で対応してきたが、完全隔離が万全な感染対策とされていたことから、スタッフは患者との関わりを必要最低限にとどめていた。そのために、これまで当たり前だった患者との関わりが閉ざされてしまったことに戸惑った。

当然、患者にも悪影響を及ぼし、長期間のベッド上での生活によるＡＤＬ（編集注：日常生活動作）の低下や、時間感覚の衰えから認知機能の低下をきたす患者も少なくなく、専用病棟で職務に従事するスタッフみんなが看護の本質を問うジレンマを抱え、心身の不調をきたすスタッフも散見された。

私は「患者のこころに寄り添う看護」を自身の看護観とし、常々指導してきた。しかし、スタッフが苦悩する姿や患者の衰えを目の当たりにして、自身の看護観が揺らぎ、この状況下ではその体現は諦め

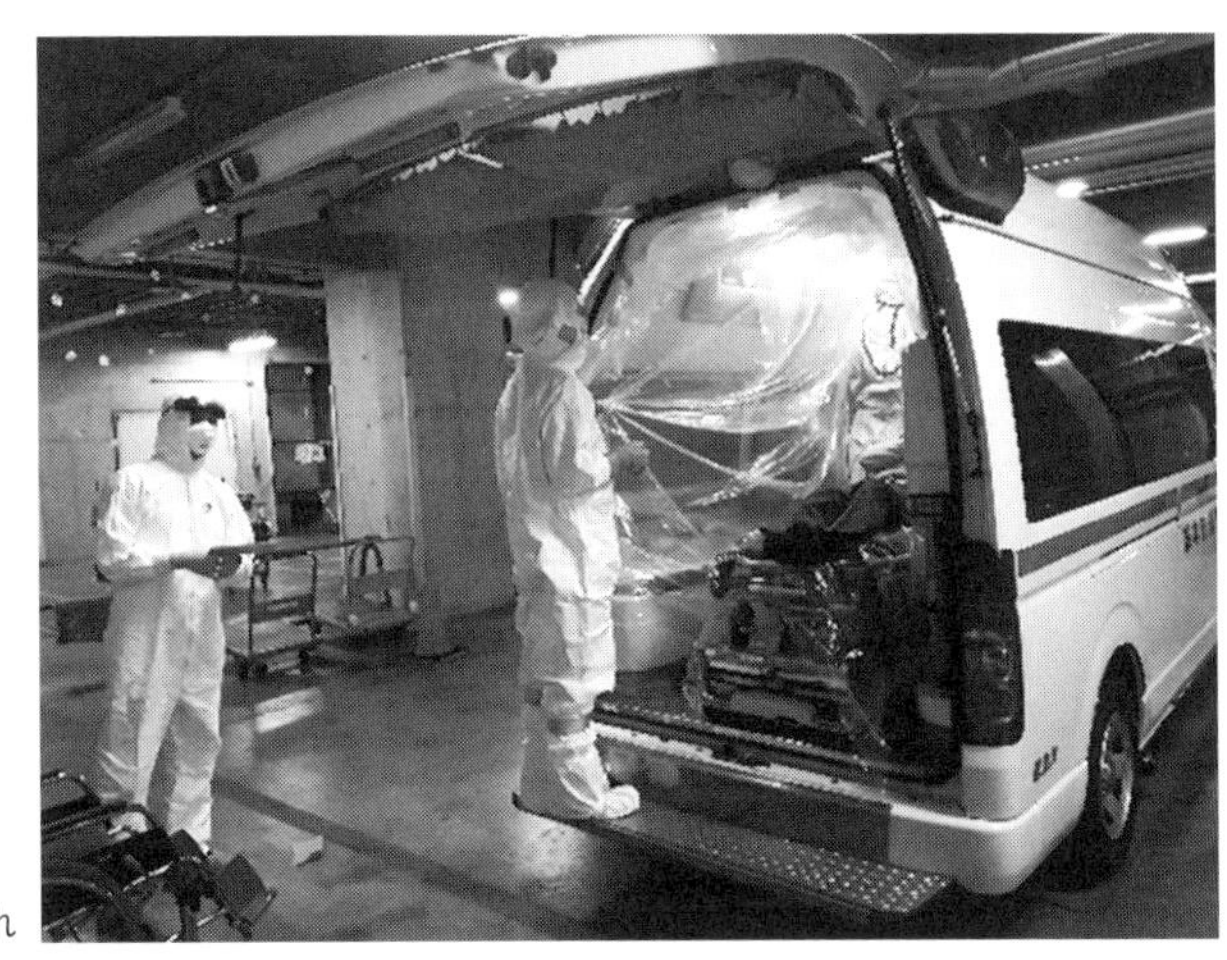
患者の受け入れ

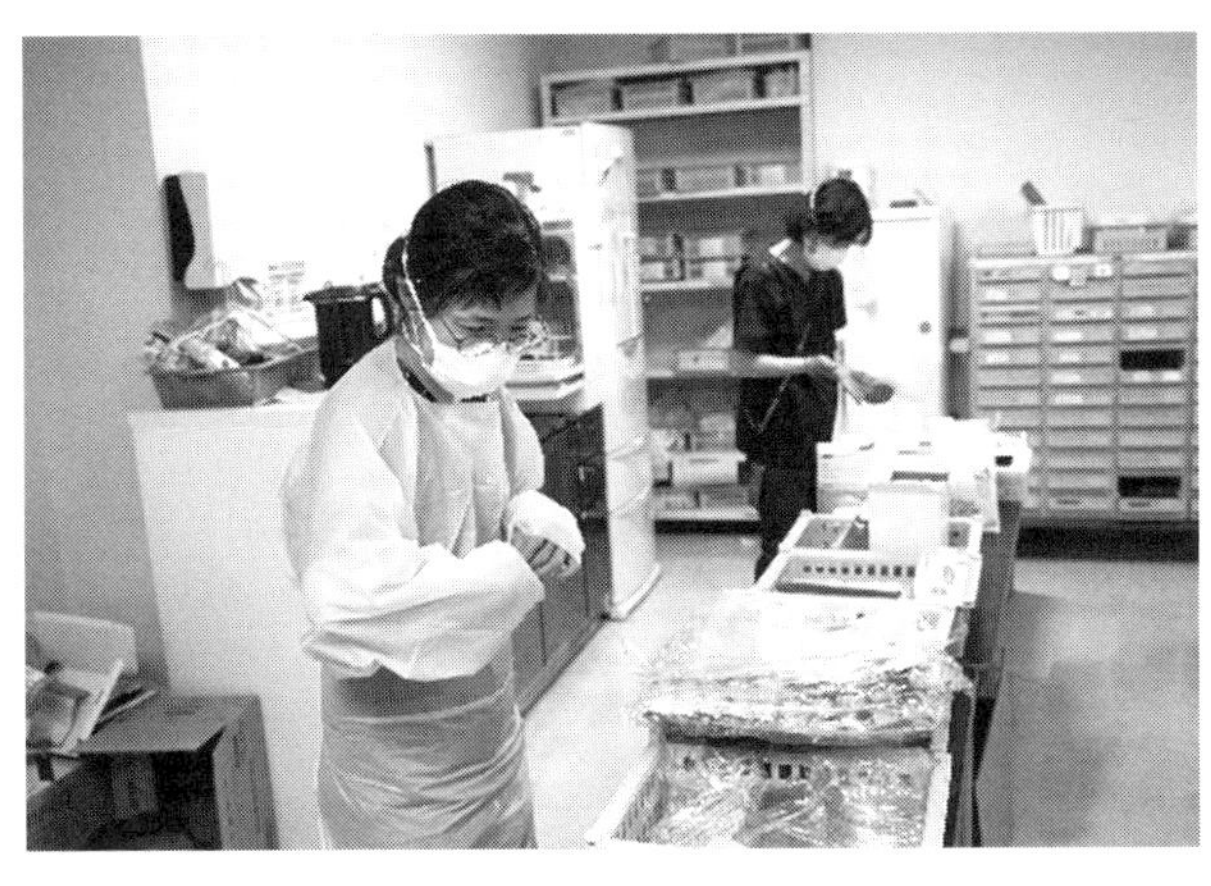
病棟の看護師詰め所

なければならないのかと苦悩した。

その後、流行期を繰り返すたびに受け入れる患者層が変化し、また、感染対策のあり方が明確化してきたことで、入院患者に提供できる看護ケアをスタッフが主体的、具体的に考えるようになった。心身機能の低下を防ぐために、レッドゾーン内で歩行訓練やレクリエーションを実施し、昼夜の時間感覚や身体機能が低下しないよう、煩雑な中でもできる限り患者との関わりを保つようになった。

また、看取り期にある患者の家族面会の実現に向けて、感染対策部門の医師や認定看護師と話し合い、マニュアルを作成することで、家族と患者の大切な最期の時間の共有を確保することができた。その場に立ち会ったスタッフは達成感を感じることができ、感染症看護のあり方を体験できたことは、これからの患者看護にとって、大変貴重な経験になったと思われる。

半ば諦めかけた自身の看護観の体現であったが、危機的な状況下であってもスタッフを信じること、そして、できないことを直視するのではなくできることを見つけ、実現するという折れないマインドを持ち続けることが、今後も継続される新型コロナへの対応では重要であると考える。

松宮千代美（まつみや・ちよみ）

滋賀県立近江八幡高等看護学校卒業

豊郷病院、近江八幡市民病院（現近江八幡市立総合医療センター）に在職

1987年　彦根市立病院入職

2011年　彦根市立病院看護科長

2023年　彦根市立病院退職

コロナ禍で培った救急センターのチーム力

彦根市立病院救急センター看護師
伊東千花

二次救急指定病院である当院の救急センターは、24時間365日、救急患者への対応に尽力している。看護師一人ひとりが、救急看護師としての誇りを持ち、地域の基幹病院として果たせる使命を全うできるように日々努めてきた。

新型コロナウイルスの感染拡大は、市民や患者だけでなく、医療スタッフにも大きな不安と恐怖を抱かせることになった。救急外来には発熱患者が押し寄せ、現場は大混乱となった。患者が増加することにより、待ち時間が発生すると、患者のクレームも多くなり、その対応にも当たらなければならない。看護師の精神的、身体的負担は相当なもので、ストレスフルな状況が続いた。

新型コロナの患者に対応している間に、通常診療をしている患者の容態が悪化したり、重症患者の受け入れができなくなったり、コロナ禍によって発生した現場の混乱は、救急看護師としての倫理観を深く傷つけた。そこで、倫理的ジレンマを軽減するために、お互いを承認し合える時間が必要と考え、症例検討会を開始した。

症例検討会は、対応に苦慮した症例や気になった症例などを事例としてまとめ、チームで話し合うと

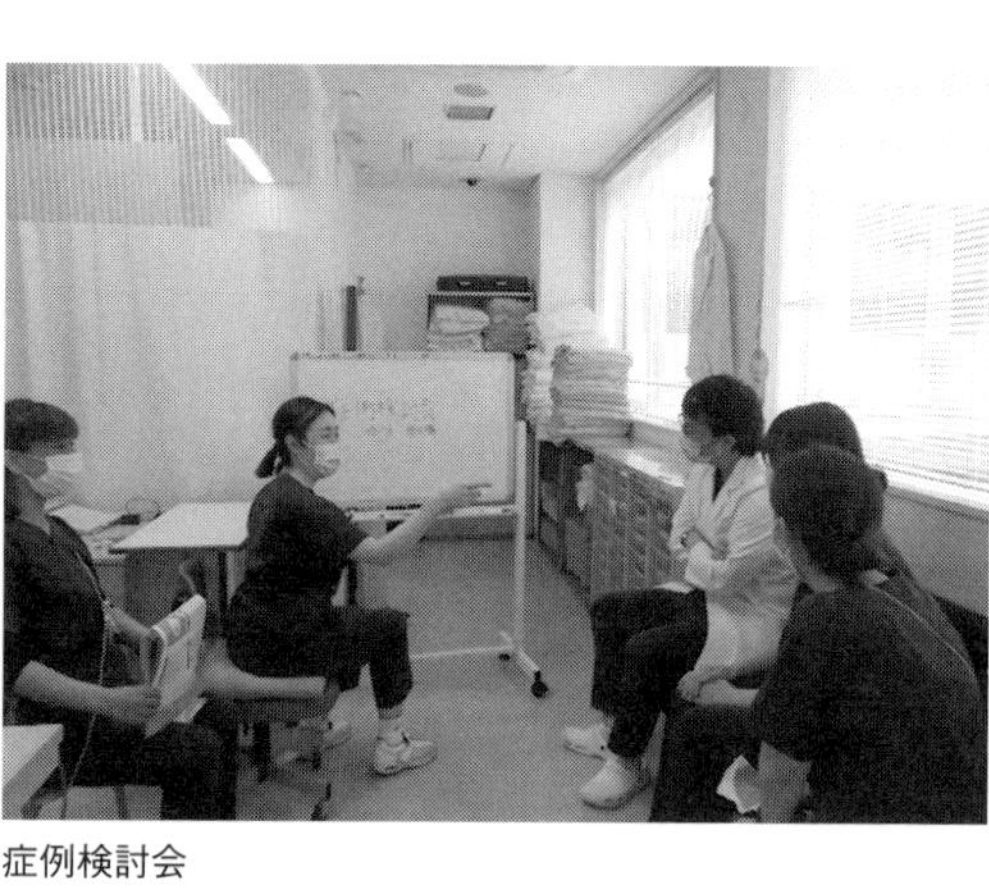
症例検討会

いう形式で実施した。「一人1症例実施する」という義務的な始まりではあったが、気が付けば症例検討会では率直な意見交換ができ、スタッフ一人ひとりを認め、尊重し合える、心理的な安心感を醸成する場として機能し始めた。新型コロナへの対応に苦労しながら、通常の救急医療も併せて実践していかなければならないという多忙な状況の中でも、対話の機会を増やし、チームで意見交換を行うことは、自己肯定感の向上や、帰属意識の高まりという効果を与え、チーム力を向上させるきっかけになった。

当院の救急センターではこの3年間1回もクラスターを生じることはなく、また救急医療を滞らせることもなかったが、症例検討会で培った情報の共有とチーム力の向上による影響が大きいと考えている。

コロナ感染の拡大当初には全く先を見通すことができず、不安の連続だったが、振り返ってみると、チームとして団結することで、新型コロナの患者も通常診療の患者と変わることなく、スムーズに対応することができるようになっていた。その背景には、辛い時こそ一人ひとりの思いを大切にしてチーム全体で共有すること、意見交換を密にして現場の意見を実践に反映することが有効だったと実感している。

今後も危機的状況を乗り越えるためには、スタッフが、唯一無二の存在として大切にされていると実感できる職場づくりが重要だと考える。個人の思いをチーム全体で共有し、団結することで、新型コロナという未曾有の危機を乗り越える自信に繫がった。

伊東千花（いとう・ちか）
静岡県浜松市立看護専門学校卒業
２０１０〜２０１５年　浜松医療センター消化器病棟勤務
２０１５年４月　彦根市立病院入職、ＩＣＵ・ＣＣＵ病棟勤務
２０１９年３月　彦根市立病院救急センター勤務

宿泊療養施設の運営から見えたチームビルディング

彦根市立病院地域連携センター長・血液内科部長・統括DMAT
吉川浩平

2020年7月、連日の国内外の感染者数と死亡者数の報告を目の当たりにし、COVID-19の感染力の凄まじさに恐れおののきながらも、彦根市立病院は湖東医療圏の救急基幹病院としての機能を維持し、かつCOVID-19の重点医療機関としての役割を果たそうとしていた。

当時、私は救急センター所長として新型コロナウイルス感染症対策本部に所属し、救急を含めた外来診療対策を担当していた。湖東二次医療圏で発生する救急搬送症例の85%以上を受け入れ、応受率99・7%を維持している当院において、COVID-19により救急診療を縮小することは許されることではなかった。時間的隔離が困難であるため、如何に空間的隔離を行うかに苦心していた。

そんな折、滋賀県から県内初の本格的な宿泊療養施設の設置（市町村職員共済組合が設置する宿泊施設最大60床の運用はすでに行われていた）が決まり、当院にそのバックアップを、私に施設の指導医としての役割を担うよう依頼があった。

宿泊療養施設の目的はその時期によって異なっていた。2020年11月時点では軽症者の重症化の早期発見と感染拡大を防ぐための隔離、2021年12

月にはオミクロン株の濃厚接触者の健康観察、そして軽症者の自宅療養が認められてからは希望者と重症化のリスク保持者の療養を担った。その時々で入所者の対象は違っても、私の目標は、宿泊療養施設での療養中に死亡者を出さないこと、そのために重症化の早期発見に努めることを第一に考えた。第二

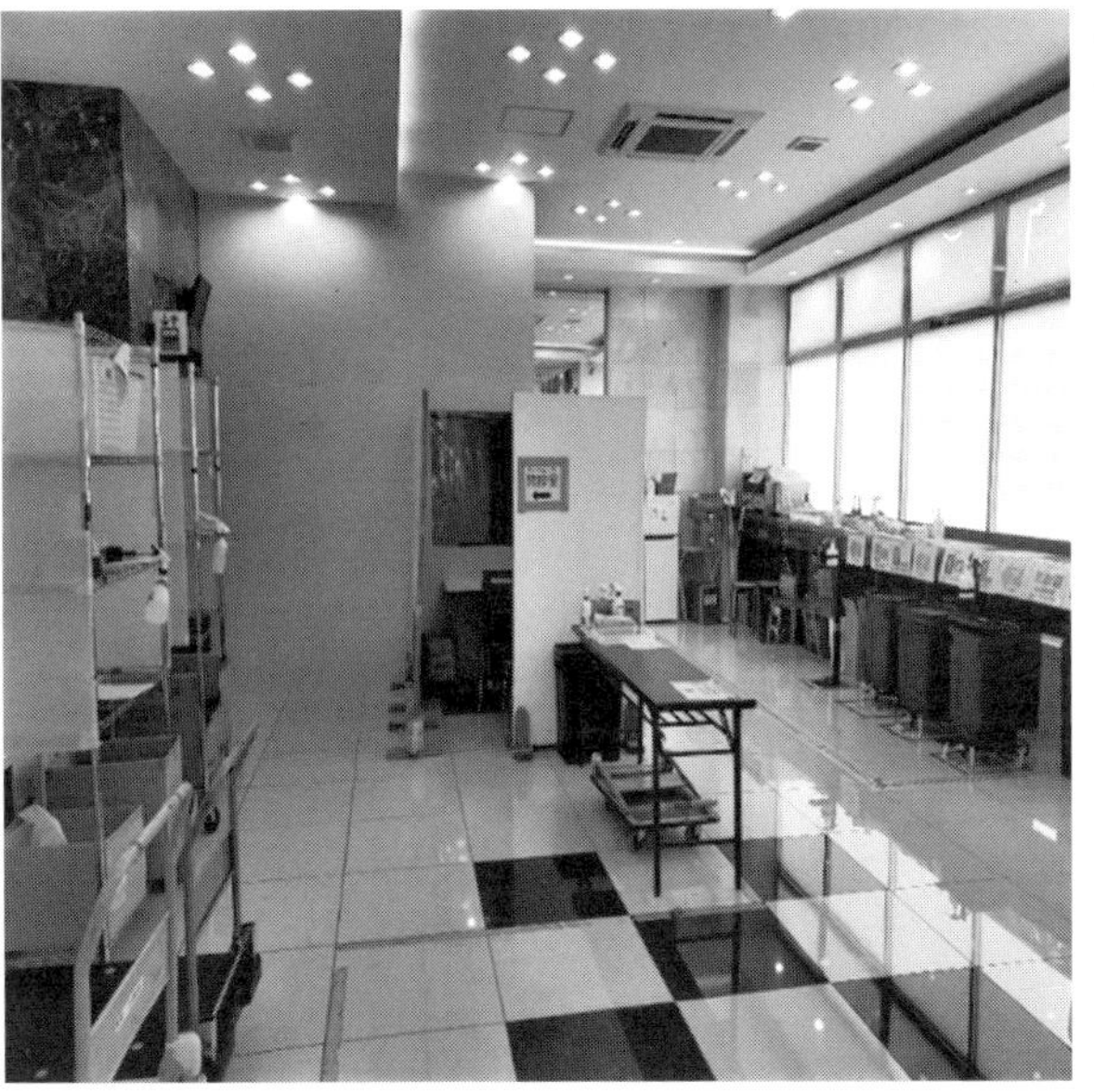
宿泊療養施設のロビー

にはスタッフの安全確保であり、スタッフの中でクラスターを起こさないことを目標に据えた。

滋賀県は1つの宿泊療養施設を2つの医療機関で支援する方針とし、湖東圏域の宿泊療養施設は彦根市立病院と長浜赤十字病院が担当することになった。私は医療統括に任ぜられ、長浜赤十字病院の担当医師と2人で指導を行うことになった。

宿泊療養施設をサポートする体制、および宿泊療養施設内の組織作りがまず必要となった。そのキーワードは「安全」「安心」であると考えた。宿泊療養中の人たちが安全に帰宅できること、自宅で待つ家族からの安心を得ること、また宿泊療養施設を運用するスタッフを感染から守り、安心して業務についてもらうことを考えた。また、バックアップ病院である彦根市立病院に対しては、宿泊療養施設から多数の入院患者を一度に送り込んで、入院病床の逼迫を招くことのないよう安全に運用することを要請し、まさに療養者よし、運用スタッフよし、病院よしの「三方よし」の精神であった。

彦根市立病院では、私以外に樋口武史感染制御認

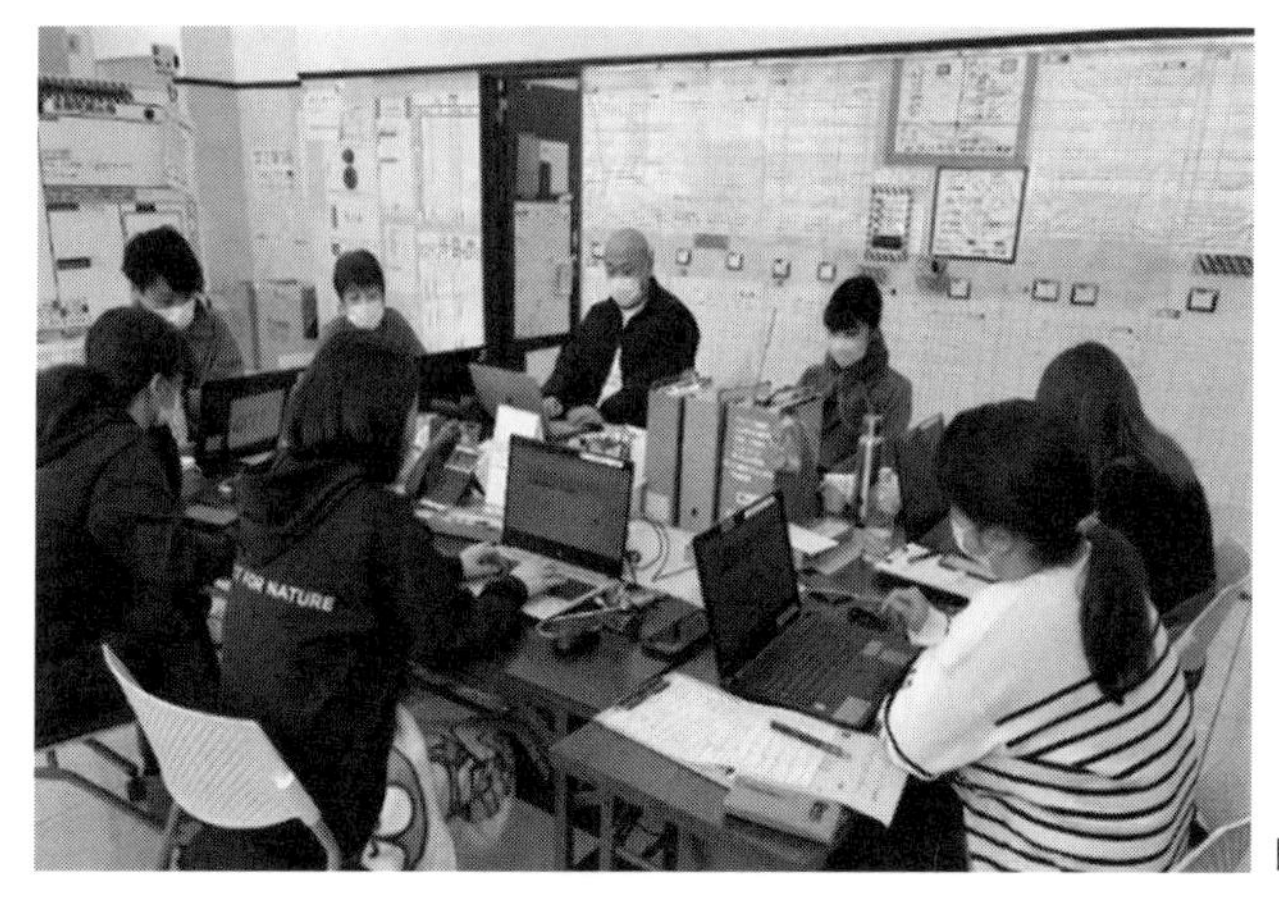
医療班業務風景

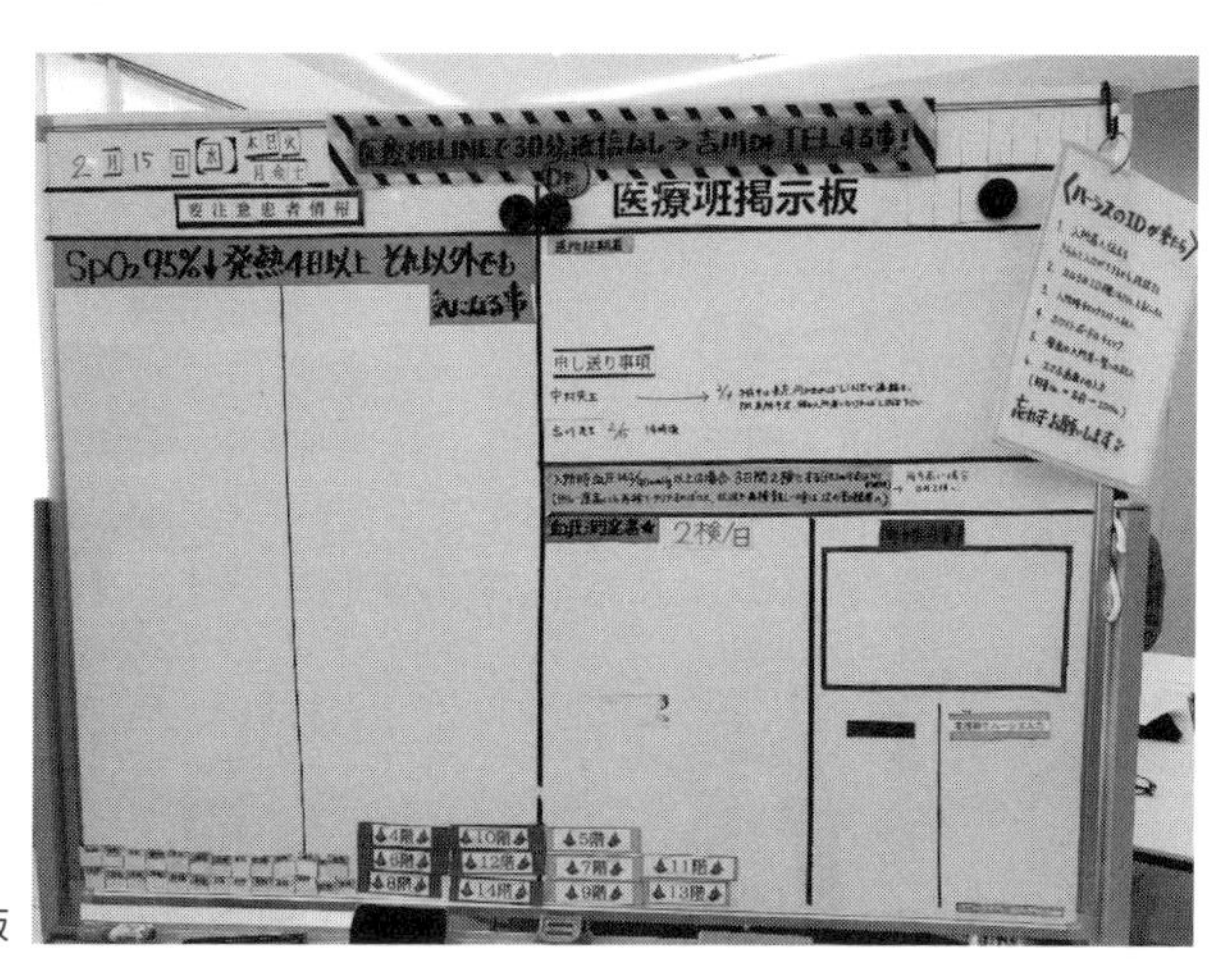

医療班掲示板

定臨床微生物検査技師（ICMT）、医療安全推進室に所属して日本DMAT隊員である佐伯公亮看護師が対応の中心となることとなった。総務課の粕渕孝文氏にはサポート体制準備室の設置を依頼した。長浜赤十字病院からもICN（編集注：感染症看護師）を含めた参加が決まった。

宿泊療養施設では私たち病院のサポートチームのもとに「医療班」「療養支援班」「事務班」を設置した。

「医療班」は人材派遣会社から派遣された看護師から成り、その業務内容は入所中の療養者の健康観察と相談、新たに入所する人への問診と療養説明である。また療養中の人に健康上の問題が判明した場合、指導医への相談を行うことも彼らに課せられた業務である。「療養支援班」も別の人材派遣会社から集められ、その業務は食事の搬送や差し入れの配達、退所後の部屋の清掃など、いわゆるレッドゾーン内での業務が中心となる。「事務班」は入退所管理や滋賀県との交渉、情報伝達を行いレッドゾーンに入ることはない業務であり、当初は滋賀県の感染症対策課から派遣された滋賀県職員で構成されていた。その後、この部門も人材派遣業者に委託されることになり、県職員は統括者として1名常駐し、その下に3つの班を置いて、指導医が助言する体制になった。

宿泊療養中の人たちの健康面での安全を図るために看護師に求めたことは、療養者の顔を見ることである。宿泊療養施設で療養をする人たちは災害トリアージで用いるSTART法に当てはめると、カテゴリーⅢ（緑）、すなわち歩行可能な軽症者である。しかし災害現場では繰り返しトリアージを行うことが必要で、症状の進行等により中等症や重症に区分変更されることがある。毎日顔を見ることで重症化の兆しを見逃さないようにしたかった。そのため入所時には空間的に隔離をした問診室を設けて、看護師と対面の上、問診を行った。

療養中はHER-SYS（編集注：新型コロナウイルス感染者等情報把握・管理支援システム）での健康状態報告だけではなく、LINEのビデオ通話機能を用いて、1日3回、顔を見ての健康観察を求めた。

看護スタッフは経歴も年齢も様々、バックグラウンドも様々であり、派遣会社に登録したことが縁で集まった人たちである。彼らが安心して看護業務にあたるためには信頼を得ること、サポートチームへの連絡方法がシンプルであることが必要であると考えた。そこでスタッフと指導医、サポートナースがグループLINEを作成した。療養者の健康面に限らず相談は24時間対応し、相談後30分返事がない場合は私に直接電話をしてもらうことにした。

また、宿泊療養施設へは私が週に少なくとも4日、長浜赤十字病院の担当医師が2日訪問し、残る1日は2病院のサポートナースが訪問することにし

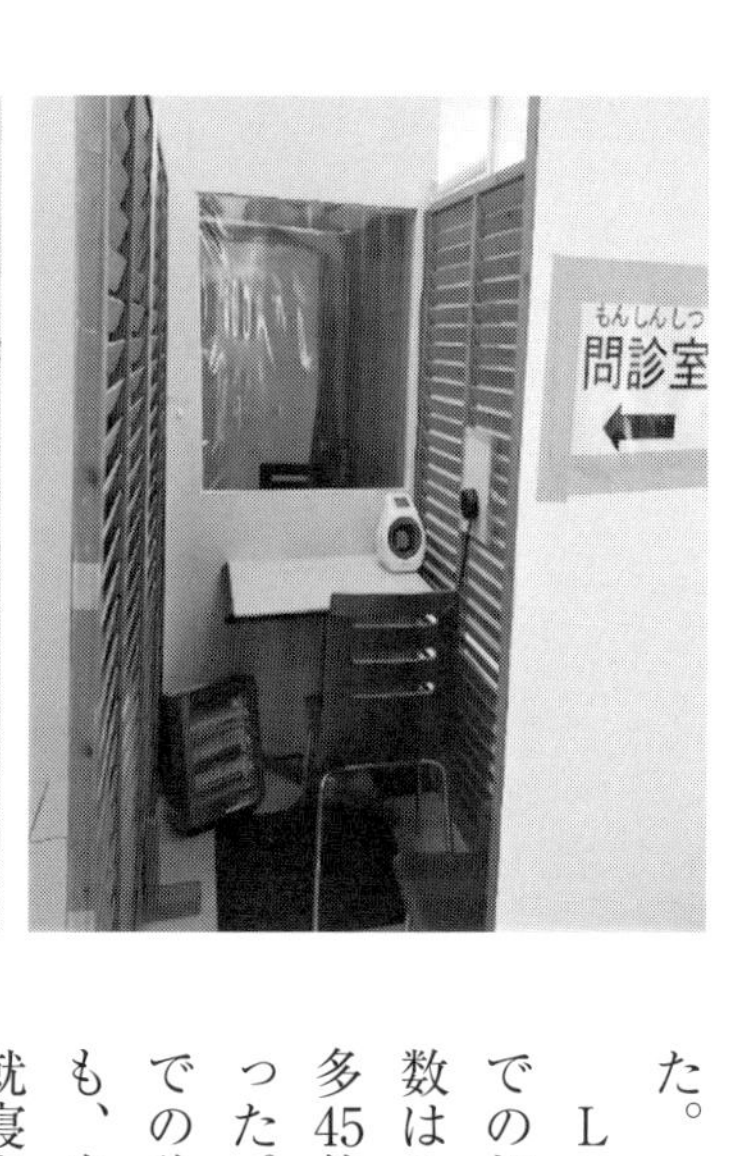

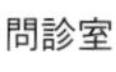
問診室

た。

ＬＩＮＥでの相談件数は1日最多45件に上った。病院での診療中も、自宅で就寝中も相談があるため、ＬＩＮＥの着信にいち早く気付けるようにスマートウォッチを購入した。

「医療班」「療養支援班」「事務班」との関係構築と情報共有が必要と考え、事務班リーダーを中心とするブリーフィングを1日2回、私を交えた3班のリーダーでのミーティングを週に1回、開催した。問題点や要望を理解し情報を共有すること、皆で解決策を探ることで「face to face」の関係が構築された。さらに、スタッフの安全を図るため定期的に樋口ＩＣＭＴが訪問し、ＰＰＥ（編集注：個人用防護具）の着脱をはじめとする感染対策講義、および相談を行った。

患者数の急増で入所基準がたびたび変更になったことや療養期間の変更、中和抗体薬および内服治療薬の投与など、すべてに速やかにそして臨機応変に対応できたのも、相互の信頼に基づく組織作りが奏功し、多方面の協力が得られた賜物であると考える。宿泊療養中に脳梗塞を発症された方がおられたが、早期発見ができたことにより家庭復帰を果たせた。これもきめ細かな健康観察を行えたからだと考える。

脱走未遂や外部からの侵入未遂など様々なトラブルもあったが、療養者約３５００人に死亡者を出さなかったこと、スタッフ間の感染クラスターを起こさなかったことに安堵している。「安心」を得るため「face to face」から「mind to mind」の関係を構築することの重要さをあらためて感じた。
なお、宿泊療養施設の閉鎖後、看護スタッフと新たにグループＬＩＮＥを作り、定期的な同窓会を開くことになっていることも付け加えておく。

吉川浩平（よしかわ・こうへい）
１９９６年　滋賀医科大学卒業
１９９９年　長浜赤十字病院内科
２００１年　滋賀医科大学医学部消化器・血液内科
２００４年　彦根市立病院内科医長
２０１０年　彦根市立病院血液内科部長
２０１２年　彦根市立病院主任部長兼救急センター所長兼血液内科部長兼がん診療支援部通院治療センター所長
２０２３年　彦根市立病院地域連携センター長兼血液内科部長兼救急センター主幹兼がん診療支援部通院治療センター所長

当院でのCOVID-19診療

彦根市立病院呼吸器内科
月野光博

2020年1月に始まった日本の新型コロナの流行は、ダイヤモンド・プリンセス号での集団感染を経験した後、急速に全国に拡がった。当院は第二種感染症指定医療機関で10床の陰圧病床があり、結核病床として用いていたこの病床を新型コロナ病床とした。

2020年4月6日に初めて新型コロナの患者が入院した。その後、県の要請を受け、県内最大の計40床の新型コロナ専用病棟を確保し、2023年3月までに約1400人の患者を受け入れてきた。

新型コロナのパンデミックの初期には、患者は胸部CTで評価すると軽症でも肺炎像を認め、呼吸不全になる可能性が高かった。当院には感染症医がいないため、呼吸器内科医（4人）が中心となって対応してきた。ステロイド以外に有効な薬剤がない中で、一部の患者は呼吸不全が悪化し、集中治療室での治療が必要となったが、当院は専ら（もっぱ）軽症から中等症までの患者に対応する医療機関とされていたため、重症化した患者を重症患者受け入れ病院（滋賀県では救急救命センターと滋賀医大）まで防護服を装着して転送する作業が大きな負担となった。

ワクチンの普及、中和抗体薬、抗ウイルス薬が使用可能となり、重症化する症例は徐々に減少した。さらに、オミクロン株の流行後より肺炎症例が著明に減少したこともあって、夜間の緊急入院患者は内科系医師全員で対応することになり、呼吸器内科医の負担はかなり軽減された。

当院の新型コロナ診療にはいくつかの問題点がある。その一つは8階にある新型コロナ専用病棟までの動線である。ゾーニングのために、業務用のエレベーターの一つを新型コロナ患者専用とし、院外からの入院患者は地下の業務用通用口からこのエレベーターを用いて新型コロナ専用病棟に搬送した。これは患者のみならず、スタッフにも、時間的・身体的負担を強いた。

もう一つの問題は発熱患者の外来診察場所である。院内には発熱患者とその他の患者を分けて診察するスペースがないため、院外にある施設を利用して発熱外来を設置した。正面玄関で患者をスクリーニングし、発熱外来まで誘導して新型コロナの診察をした。病院から発熱外来まではやや距離があり、院外の建物に医師、看護師、検査技師、事務を配置しなければならなかった。２０２２年12月に改正感染症法が成立し、次のパンデミックに備えるために地域の中核病院に病床確保、発熱外来の設置などが義務付けられたことも踏まえて、新型コロナの感染症法上の位置付けが5類に移行した今後の発熱外来の運用も課題の一つである。

月野光博（つきの・みつひろ）
１９８８年　山口大学医学部卒業
１９８８年　済生会下関総合病院呼吸器内科
１９９４年　京都大学胸部疾患研究所附属病院（医員）
１９９７年　京都大学胸部疾患研究所附属病院（助手）
１９９８年　京都大学医学部附属病院（助手）
２００４年　彦根市立病院呼吸器内科部長
２０１１年　彦根市立病院診療局主任部長
２０１２年　彦根市立病院感染対策室長

新型コロナウイルス感染症対応を振り返って

彦根市立病院感染対策室専従感染管理認定看護師
谷　久弥

２０１９年12月に中国で初めて新型コロナウイルス感染症が報告されてから、早3年が経過しました。その間に、何度も流行を繰り返す中で、病態の理解も少しずつ進み、蓄積されたデータにより診断・治療の分野も進歩してきています。抗ウイルス薬・中和抗体薬の開発や、ワクチンの普及という明るい兆しはあるものの、未だに新型コロナウイルス感染症との闘いは終わりが見えず、医療現場では不安な日々が続いています。

当院は、滋賀県の保健・医療提供体制確保計画に基づいて、２０２０年4月から新型コロナウイルス感染症専用病棟を開設しています。オミクロン株による第7波・第8波では、全国的にも急激な患者の増加が見られ、当院の専用病棟においても連日90％以上の病床使用率となりました。同時期には院内の入院患者においても、複数の病棟から新型コロナウイルス感染症患者が発生していたため、一般病棟でも新型コロナウイルス感染症患者の対応をせざるを得ない状況でした。

職員にも罹患者・濃厚接触者が増えたことによる一定期間の欠員に加えて、新型コロナウイルス感染症患者の対応等で日常の業務量も増え、その頃は院内各所にかなりの負担がかかっていたものと考えます。幸いなことに、院内のアウトブレイク事例が限定的な発生にとどまり、比較的早く収束を迎えることができたのは、職員一人ひとりによる協力のおかげだと思っています。

院内感染対策の面から考えると、新型コロナウイルス感染症の流行前と比較して、近年は手指消毒剤の使用量や患者と接する際の個人防護具の着用率が上昇しています。結果としては喜ばしいことなのですが、それぞれの行動が、本来の目的を正しく理解して正しいタイミングで実施できているか否かで考えると、充分とはいえないのではないかと思います。

例えば、当院の新型コロナウイルス感染症専用病棟では、2022年度末にClostridioides difficile感染症（編集注：抗菌剤使用等によって消化管微生物が撹乱されるなどにより発症する消化管感染症）に罹患した患者が数名続きました。その病棟職員に確認をすると、原因として、個人防護具の交換が適切に行えていなかった可能性があるとの回答でした。新型コロナウイルス感染症に対応する中で、個人防護具＝自分を守るためのものという意識が大きなウエイトを占めてしまい、職員と患者間での病原体の伝播を防ぐためのものという部分が疎かになってしまっていたのだと思います。

この3年間は、新型コロナウイルス感染症の対応で息つく間もないほどでしたが、今一度、院内全体に目を向けて、院内感染対策上の問題がないか振り返りをする必要があると考えます。

2023年5月には、感染症法上の位置付けが、季節性インフルエンザと同様の5類感染症に引き下げられました。新型コロナウイルスは非常に感染力が強いため、感染を100％防げる手立てではないと思われますが、おそらく来ると思われる第9波を、職員一丸となって乗り切っていきたいと思います。

谷 久弥（たに・ひさみ）
1999年　滋賀県済生会看護専門学校　卒業
1999年　彦根市立病院入職
2007年　滋賀県立大学人間看護学部　地域交流看護実践研究

センター感染管理認定看護師教育課程　卒業

2007年　感染管理認定看護師認定取得

2019年　彦根市立病院感染対策室専従感染管理認定看護師
看護部看護科長補佐兼感染対策室主査（現在に至る）

新型コロナウイルス感染症に携わった3年間を振り返って

彦根市立病院臨床検査科　中村勇治

新型コロナのパンデミックが宣言され、滋賀県内でも新型コロナの患者が報告されると、当院は滋賀県から新型コロナの専用病棟の設置を依頼された。そして当院に新型コロナの専用病棟を設置することが決まった後、検体採取および検査は誰が何処でどのように行うのか、早急に検査体制を構築する必要があった。

当科ではスタッフ全員が主体的に関わっていくんだという強い意識をもって、はじめに検体採取班、遺伝子検査班を選出し、携わるスタッフを限定して教育した。こうして検査科が検体採取の中心的役割を担う体制が出来上がった。

不定期に頻発するクラスターに対しては、ドライブスルーで検体を採取、改装プレハブで発熱患者の検体採取、平日時間内の当番制構築、入院前の検査、休日・連休・年末年始における検体採取、そして検体搬送などを行った。

検体採取に関わる業務だけではなく、病院玄関前でのトリアージ、ＮＥＷＳスコア（編集注：早期警戒スコア。重症化の予兆を発見する臨床評価指標）の測定、環境清掃等、職域を超えた対応にも検査科全体で積極的に携わってきた。この間、様々な課題に取り組み、適宜、見直しをしながらスタッフの教育と訓練を行い、全スタッフが同じ力量で検体採取から検査結果報告までできる体制を確立した。

最も印象深いエピソードとしては、２０２２年夏の第７波の記憶が蘇る。異常な猛暑の中で、発熱外来が設置され、プレハブや別棟で発熱患者の診療が開始された。長時間ＰＰＥを着用していると、全身が汗でびしょ濡れになり、その都度、着替えなければならなかったため、着替えを複数枚持って連日出勤していた。体力のみならず精神的にも疲れ切ったと感じることが多々あった。

この３年間昼夜を問わず、新型コロナを対象として、検体採取を含めて実施した検査件数は優に３万件を超えている。この件数には改めて驚愕したと同時に、この３年間で培った実績はなにものにも代えがたい経験であった。当科のスタッフには高いチーム力と危機管理能力が備わっていることが再認識された。このチーム力によって、コロナ禍においても地域医療を支えることができたと自負している。

最後に、私たちはこのウイルスとの壮絶な闘いを通じて、一回り大きく成長できたと確信している。

中村勇治（なかむら・ゆうじ）

１９８６年　日本医療学院専門学校卒業、臨床検査技師国家資格取得
１９８６年　株式会社ラボリック研究所入社
１９８８年　彦根市立病院臨床検査科入職
２００１～２００５年　滋賀県臨床検査技師会　学術部門長（血液・染色体検査分野）
２００８～２００９年　滋賀県臨床検査技師会　学術委員（輸血・移植検査分野）
２０１０～２０１１年　滋賀県臨床検査技師会　理事（広報部長）
２０１２～２０１３年　滋賀県臨床検査技師会　常務理事（学術部長）
２０１６～２０１９年　滋賀県臨床検査技師会　第1地区支部長
２０１６年　日本不整脈学会認定心電図専門士
２０２０年　日本臨床衛生検査技師会精度管理責任者
医療技術局臨床検査科　科長補佐（統括）、輸血管理室科長補佐（統括）

彦根市立病院の闘い

新型コロナウイルス感染症対策について

――事務局の活動――

彦根市立病院経営戦略室次長
種村慎洋

新型コロナウイルス感染症対策について、事務局では、感染対策に係る物資の管理、医療機器や施設の整備を行い、最前線で闘う医療スタッフのバックアップを担ってきた。そうした経験を、今後の災害対応などに活かすため、本稿では当時の対応と今後の課題について述べる。

感染初期は、県から重点医療機関の指定を受け、コロナ患者を受け入れるに当たり、市中の状況から、マスクやガウン等の個人用防護具や消毒用アルコール類が不足することは想定済みであったが、その逼迫度合は想定を大きく上回る深刻な状況であった。医療現場では、「近日中に物資が枯渇する」といった情報が錯綜し、医療スタッフからは、このまま診療を継続していくことを不安視する声が日に日に大きくなっていった。そこで事務局では、物品に関する情報管理を徹底し、①在庫量、②必要量、③流通量の3点の把握を行い、その情報を正確かつ迅速に院内外へ発信することに注力した。

まず、①在庫量は、物品管理委託業者と連携し、院内各所の保有在庫や取引業者が即納できる物品在庫、寄附物品、さらには市と連携し、災害用備蓄品等も含め、数量把握に努めた。次に、②必要量は、

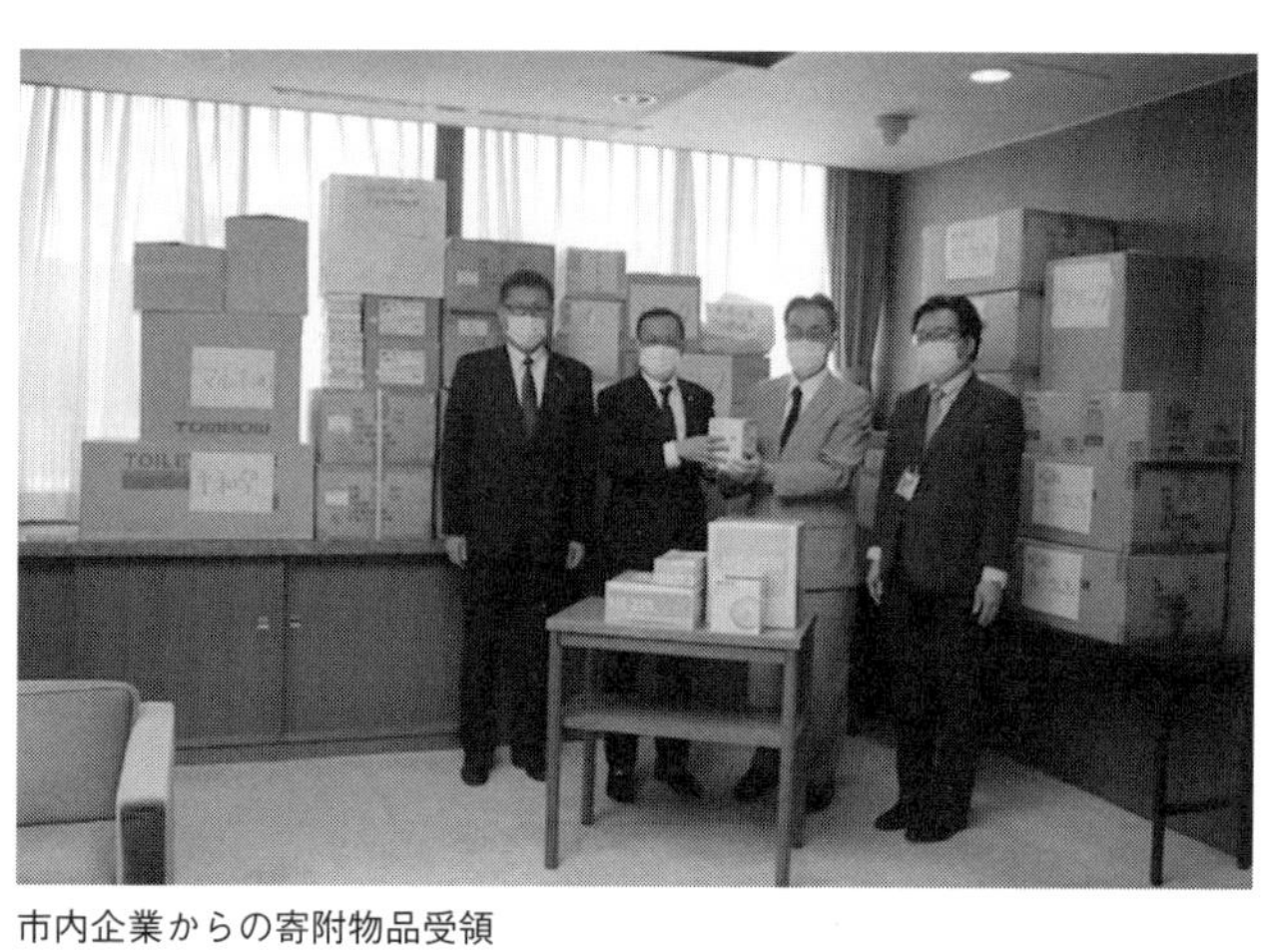
市内企業からの寄附物品受領

対策本部で個人用防護具の装着基準を早期に明確化し、必要量を算出した。最後に、③流通量は、徹底した市場調査を行い、新たな購入経路を開拓したほか、国や県からの物資供給の情報把握に努めた。

こうした情報を基に作成した物資等の情報を、リアルタイムに共有することにより、しだいに医療スタッフの不安感が解消し、診療に専念してもらうことができるようになった。また、外部への情報発信に呼応し、市の商工会議所を中心に、当院を支援したいという企業から、当時、入手が困難であったN95マスクやガウンなど、物資の提供を受けたことや、市民からの寄附の申し出により、サーマルカメラを導入できたことなど、多くの支援を受け、本院が地域に支えられていることを強く実感したところである。

次に、感染対策の医療機器や施設整備については、ゾーニングにより設けた専用病棟でコロナ症例の治療を完結するため、超音波画像診断装置や人工呼吸器など専用病棟専用の機器を整備したほか、現場の声に対応し、ICU病棟内に陰圧個室を整備するなど、国の補助金を有効に活用し、施設面を整備した。そうした対策を迅速に行うことができたことが、大規模な院内クラスターを発生させることなく、診療を継続できた一因であると思う。

今般、総務省の公立病院経営強化プランのガイドラインでは、「新興感染症拡大時等に備えた平時からの取組」を計画に盛り込むことが示された。当院では、このコロナ禍での対応を災害に準じたものとしてきたが、こうした経験を基にして、感染症を想定した災害訓練やＢＣＰの策定などを平時からの備えとして計画に盛り込むことで、有事の際も、地域の中核病院としてその役割を果たせるよう万全の準備を行っていきたい。

種村慎洋（たねむら・しんよう）
彦根市立病院経営戦略室次長

人と人の繋がりが支えた新型コロナへの対応

―地域連携センターの活動―

地方独立行政法人市立大津市民病院地域医療連携支援センター長
（元彦根市立病院地域連携センター長）
北川智美

海外で新型コロナの感染が拡大するニュースがテレビから流れ、日本に到達するのも時間の問題だと思っていた当時、しかし今から思い返すと私たちはまだまだ新型コロナの怖さを理解していなかったように思います。

彦根市立病院が感染症指定病院として、また医療圏域唯一の急性期病院として、様々な役割を担って新型コロナに立ち向かおうとギアチェンジをしたのは、滋賀県における初回の新型コロナ対策会議を終えた時でした。当院は、当時滋賀県最大規模の新型コロナ専用病床を設ける計画を準備しました。私は地域連携センター長として、院内の病床管理部門も統括しており、新型コロナに対応可能な病床数の検討を行いました。

院内感染は現場で人や物が交差する時に発生するとされていたため、1つの病棟を完全に閉鎖管理して、その病棟で新型コロナの患者を受け入れるという計画について、地域医療を守る役割の私、スタッフを守る役割の看護部長、また治療に責任を持つ役割の医師等で様々な意見を交わしました。その上で金子事業管理者の指示の下、スタッフに過度な負担が発生しない患者数を検討し、受け入れを開始しました。

急性期病床を新型コロナの専用病床に切り替えることについては、周囲の医療機関にも理解と協力を得る必要があると判断し、医師会を通じて報告しました。また入院設備を持つ病院には直接報告に伺いました。近隣病院の院長とも直接面会し、当院で新型コロナの対応を行う旨を告げると、労い（ねぎら）の言葉と後方支援をするという心強いお言葉をいただきました。

ワクチン接種開始後は、優先接種対象である医療従事者への接種の希望が殺到しました。私は地域連携センター長として、近隣医療機関の医療従事者への接種についても配慮する必要がありました。院内の職員に接種したノウハウを活用して、当院で速やかに大勢の地域の医療従事者に接種することができました。

後日、医師会長と当時を振り返る機会があり、その際に「その後3年も続いたコロナ禍を彦根市立病院と彦根医師会が強固な連携で乗り切ることができたのは、滋賀県下でも極めて早々に、まずは医療従事者へのワクチン接種を彦根市立病院でしていただいたこと、こちらのニーズに沿って対応していただけたことがあったからこそ」と評価していただきました。

地域連携センター長として、保健所との情報共有には特に力を注ぎました。圏域内や県下の感染状況をリアルタイムに情報収集し、病院スタッフ全体で共有しました。圏域内でクラスターが発生した時には、保健所からの依頼を受けて当院で検体採取の体制を協議し、休日でもドライブスルー方式で実施したことがしばしばありました。また、当院内でクラスターが生じた時には直ちに保健所に連絡し、濃厚接触者の特定と検体採取を行いました。

新型コロナの患者については、滋賀県全域からの入院要請に応じました。しかし隔離期間終了後の患者の後方支援の体制が構築されておらず、患者が当院に入院し続けなければならない状況になりました。近年の地域医療構想により圏域内の連携は推進・強化されてきましたが、圏域外の病院の担当者が誰なのかが全くわからず、後方支援を依頼することが困難な状況が発生しました。

一方で私は、コロナ禍以前から地域連携センター長として顔の見える繋がりを心がけ、近隣の病院はもちろん遠方の病院とも機会を見付けては可能な限りコミュニケーションを取るようにしてきました。そういったこれまでのコミュニケーションが、今回のような広域での後方支援が必要となる場面で大いに役立ちました。

今回、未曾有の感染症への対応が試されるような経験をしました。その時、管理者であった者はそれぞれの立場・役割の中で最大限感染症医療に必要な対応を手探りで行ってきました。そんな中、私は地域連携センター長として周囲の地域全体を守備範囲に含めた支援と協力に努め、そのことによってさらに強固な連携体制を築くことができたことは、コロナ禍において一つ良かったことと感じています。

人は経験によって強くなる。何よりも経験による学習が、近い将来また何らかの感染症や災害などの発生時にも活きてくると振り返って実感しています。

北川智美（きたがわ・ともみ）
山形大学医学系研究科博士課程前期看護管理学科卒
１９９０年　彦根市立病院入職
２００６年　日本看護協会皮膚排泄ケア認定看護師
２０１３年　特定行為研修修了
２０２１年　彦根市立病院地域連携センター長
２０２３年　市立大津市民病院地域医療連携支援センター長

新型コロナウイルス感染症への対応と今後

阿蘇市病院事業管理者兼阿蘇医療センター院長
甲斐 豊

はじめに

当院の感染防止については、感染対策委員会を設け、その下に感染制御チーム（ICT）を置き、日常の活動には感染管理認定看護師（CNIC）を中心にICT及びリンクスタッフがあたっています。組織上は、医療安全管理部に医療安全管理室と感染防止対策室（CNIC2名を配置）を設置した構成となっています。

当院が新型コロナウイルス感染症（以下：新型コロナ）の一例目の入院患者を受け入れたのは、2020年4月6日のことでした。以降、今日に至るまで、第二種感染症指定医療機関として、CNICが中心となってその時々に変異する新型コロナの特性や医療政策等に応じて、院内はもとより各医療機関や高齢者施設等の様々な感染対策に追われてきました。

新型コロナ発生初期の取組みについては『新型コロナウイルスとの闘い・現場医師120日の記録』（2020年8月14日発行）で報告しましたので、今回はCNICの活動の紹介と、それらを通して改めて認識させられたことや、今後さらに備えるべきことなどを記したいと思います。

新型コロナの現場での感染対策にあたっては、第1波の段階から、主に当院の感染対策マニュアルと厚生労働省『新型コロナウイルス感染症（COVID-19）診療の手引き』に準拠したほか、知見や経験をふまえた方法・要領で対応してきました。また全職種をあげての一連の取組みには、新型コロナ発生前にCNICが企画実施していた事前訓練の経験も功を奏しました。

感染症指定医療機関としての対応と自院管理体制

新型コロナへの対応は、国が折々に発出した通知等に基づき行政主導となりましたが、感染症指定医療機関の立場としては、一部病棟の閉鎖／陽性患者管理体制／対応スタッフの編成／院内ゾーニング／防護具等の確保／消毒実施体制／検査体制／面会制限／発熱外来設置／救急受入れ体制／転院調整／機材整備／薬剤調達／ワクチン接種／外部施設への介入指導等々、平時の一般医療とは異なる多様な業務に取り組むことになりました。

これらの業務と並行して、効率的なスタッフ編成／職員及びその家族への風評被害への対策／業務対応後の宿泊施設の確保／スマホによる職員間の情報共有システムの構築等々の対策をとるなど、労務負荷やメンタル面も考慮して病院全体で乗り切る体制を講じてきました。また、ピーク時にはCNICが中心になって日々開催される感染症ミーティングで、その時々の課題に関する対応策が提示・確認され、それを全職種が共有し行動するということも習慣化してきました。

ただそれでも、自院内のクラスター発生時は職種を問わず感染者が続出し、見通しのつかなくなるような時期もありました。今日に至るまで一般医療と感染症医療の業務を全うしている職員には、感謝と同時に大変な負担を強いているという思いが強くあります。

CNICによる指導・支援活動等

第2波（2020年7月）以降は地域の医療機関や高齢者施設から、CNICによる研修会開催や現場介入による感染対策指導等の依頼が増加しました。

陽性患者受入れ準備に際しての指導や当院見学については3医療機関に、クラスター発生直後の現場介入指導等に関しては延べ6医療機関と6高齢者施設に行い、クラスター発生施設の事後の状況について関係者との連絡体制も構築しました。

特にクラスター発生の高齢者施設では、現場の発生状況の検分から始まり、感染・非感染の部屋の分離／防護具等着脱／陽性者や濃厚接触者のグループ化／清潔区域と汚染区域のゾーニング／食事用ラウンジの使用法／使用器具等の消毒法／浴室の使用法／トイレや洗面所の消毒法／手指消毒／陽性患者死亡時の対処法（納体袋扱い）／感染物の廃棄方法／リネン類の処理法等々、感染が一定程度収まるまで複数回の指導支援にあたりました。これらの施設職員は感染対策の知識やスキルに乏しく、多岐にわたり詳細な指導を要しましたので、後に、異業種も含めた教育研修の場も設定しました。

ＣＮＩＣによる感染防止対策に関する研修会については、地域の保健師／薬剤師／看護師／訪問看護ステーションのスタッフ／高齢者施設職員／養護教諭／救急隊員／警察署職員／青少年交流の家職員等を対象に10回開催（参加者：延べ３６０名）しました。主な内容は、感染発生時の連絡体制／検査実施／ゾーニング／防護具着脱訓練／濃厚接触者の管理／食事介助／感染廃棄物処理／消毒実施等々に関することを取り上げています。

阿蘇医療圏域のＣＮＩＣは当院の2名だけという事情もあり、こうした介入指導等の活動は、保健所からの派遣要請手続きを経て実施してきましたが、5類移行後においては移行前のような行政的な手続き・介入は全く絶えてしまいました。当院では現在も高齢者施設から陽性患者を断続的に受け入れており、今後が気になるところです。

なお、これまでの新型コロナ対応の経験を次に活かすため、当院版「新型コロナウイルス（ＣＯＶＩＤ-19）感染症に対する診療継続計画（ＢＣＰ）」を２０２３年7月末に策定しました。ＣＮＩＣによる労作です。

新型コロナ下での連携

陽性患者受入れにあたって圏域内受入れ病院（当院を含め4病院）の空床情報をリアルタイムで共有するため、２０２２年7月から、4病院が保健所に受入れ状況を随時報告し、保健所は各病院の空床情報を4病院に毎日提供する「空床の見える化」が図られ、受入れ病院間の調整協働が格段に円滑になりました。

一方で同年8月からは、阿蘇圏域の各市町村が逼迫する保健所業務を支援する連携体制も講じられました。5類移行後は、保健所支援体制は停止状態ですが、4病院による「空床の見える化」は２０２３年8月から再開しています。

先述の新型コロナ下でのＣＮＩＣを中心とした医療従事者以外の職種との交流活動を経て、病診連携にとどまらない地域特性に応じた柔軟な連携の必要性も認識させられました。

例えば感染ピーク時の救急外来では、新型コロナの感染疑似患者・陽性患者と一般救急患者が混在し、その都度のＰＰＥ着脱やトリアージなど業務が逼迫・輻輳（ふくそう）化する状態が頻発しました。これについては受入れ時の患者の状態に応じて、即時対応が必要な脳・心疾患の患者への対応／高齢患者のＡＣＰ・ＤＮＲの判断（あるいは不搬送とすべき判断）／死亡例を含めたコロナ患者の搬送要領など、効率化と安全管理を前提に、救急隊員との的確な情報共有と連携業務の標準化を図りました。

また高齢者施設に関しては、近時需要が高まる在宅医療に係る情報交流も深まり、当院からの資源や情報の提供だけでなく相互補完できる効率的連携が可能になったように思います。

現行の連携に関する診療報酬上の評価は、病病・病診間の紹介やチーム医療活動等に照らしたものなど限定的ですが、高齢化社会では、病院医師・診療所医師・薬剤師・看護師・介護職員等に係る施設間／救急隊／警察署／行政との協働形態が多様化する中で互いが理解を深めていく必要があります。新型コロナ下では、規定枠にとらわれず事象に応じて多職種・異業種との新たな連携のあり方を模索する必要を実感させられました。

また新型コロナをきっかけに、同程度規模の阿蘇圏域外の県内14病院に病院長連絡会議（オンライン）の設置を働きかけ、2023年4月以降3回開催しています。検討テーマは、5類移行後の対応をはじめ医師の働き方改革や医師派遣など、直面する諸課題を取り上げ、各病院の対策や取組み事例に関する意見交換の場となっています。こうした直面する共通課題に関する情報交流は連携を深めると同時に、管理者が相互に新たな知見を得る機会にもなり好感触を得ています。

新型コロナ5類移行後の対応等

2023年5月8日から新型コロナが5類感染症に位置付けられたことに伴い、国は、今後の医療提供体制の移行計画の策定・取組みや各種取扱いについて各都道府県に関係通知を発出し、医療機関にも書面により通知がなされています。しかし、現状は夏場にかけて感染者数が増加しているにもかかわらず、「同移行計画に沿って各都道府県が県下の医師会等の医療関係者や、管内の高齢者施設等の関係者等と連携を図り、外来・入院体制を含めて各地域における医療提供体制を確保されたい」との内容に留まっています。その後においても現場視点での具体的な実行策は示されていません。

2023年8月初旬の感染拡大傾向の中にあっても、第8波までは当然のようにあった行政的な様々な支援や情報提供等は、全く途絶えてしまいました。

九州各県は感染者が増加あるいは横ばいの傾向にあります。当院では、2023年8月4日現在で承認感染病床数の4床は既に満床となり、10人前後の高齢陽性患者（多くが認知症やせん妄症状のある患者）の受入れが継続しており、病棟スタッフは患者対応と病床調整に追われています。

また発熱外来は、1日平均10人程度の若年齢層の患者が来院し、うち6~7割に陽性者を確認している状況です。職員にも感染して、5日間程度の休暇を余儀なくされる者が断続的に発生しています。現在は定点報告数だけで詳細なデータは把握できていませんが、全国の医療機関でも同様のことと推察します。

5類移行後最初の夏休みに入って、花火大会や祭りをはじめ各地特有の様々なイベントが新型コロナ前と同様の規模で行われるようになり、当地でも、県外・外国からの観光客の増加など賑わいが戻ってきました。しかしながら、とりわけ感染症指定医療機関としての現場は、一般診療と並行して、入院患者の受入れ／発熱外来／ワクチン接種など従前と何ら変わらない対応に追われており、嘆息しつつ一般社会とのギャップを感じています。

2020年の暮れ（第3波）に、ある識者の「新型コロナが完全に終息するまでには5年程度を要する」との予測記事を目にしたことを記憶していますが、今もなお発熱外来患者や入院患者が急減しないまま、新たな変異株出現の情報もあり、加えて軽症・無症状を含めた感染者の合併症・後遺症も発生しつつあります。「5年程度を要する」の記事を目にした時は少々大仰?と感じましたが、今は現実味のある年数にも思えます。

現在の定点感染症情報によると、新型コロナとともに小児を中心とした感染症が多発している傾向にあります。今後は「原因不明の体調不良」の疾病も予測されますので、新型コロナ後遺症に対する医療体制の整備も急ぐ必要があります。

ウクライナ危機の一方で、新型コロナ後の世界の社会的活動が大幅に緩和され、人の流れは活発になり、インバウンド・アウトバウンドも増加しつつあります。今後、コロナ以外の感染症も表面化してくると思われますが、この3年余の間に関連ワクチンを接種済みの人でも接種回数の少ない人は免疫が弱まっている可能性もあります。また、新型コロナの感染予防対策を完璧に行い、様々な病原体の侵入を遮断し続けてきた人ほど他の病原体の感染リスクがあるとも言えます。「with コロナ」では様々な病原体と濃厚に接触する生活になると理解していたほうがよさそうです。

「終息まで5年を要する」となると、医療機関は経営事情が危うい中、2025年の春頃までは新型コロナの影響を意識した病院運営に継続的に取り組む覚悟が必要と思われます。

政策面に関する期待

第８次医療計画で新興感染症の対応が政策医療（６事業）として追加されることになります。２０２３年６月の社会保障審議会医療部会の報告によれば、感染症法改正に基づき、平時に都道府県と医療機関がその機能・役割に応じた協定を締結する仕組み等が法定化されたことをふまえ、新興感染症発生・まん延時における医療提供体制について、確保病床・発熱外来に関し設定する数値目標が示されています。この協定作業については、今年度に実施し来年度9月までに完了することとしています。

こうした手続きが予定されている中、２０２３年度新型コロナ感染症緊急包括支援事業（医療分）の実施に係る国の通知によれば、支援の上限額等の取扱いは本年10月から縮小の方向となっておりますが、特に感染症指定医療機関の臨床現場は収束の実感はないのが現状です。10月以降も応分の財政的サポートを求めたいところです。

このところ国内はもとより世界で、大規模な自然災害の発生が常態化しています。災害時においても感染症を含め緊急かつ適切な医療提供を必要とします。このわずか3年余りの出来事ですが、熊本地震（２０１６年）も新型コロナ（２０２０年）も経験した立場で意見を述べさせていただくと、自然災害と新興感染症は影響する区域や規模に差はありますが、発生や災禍・健康被害等の予測がつかないという点で類似した対応が必要となります。

既に進められている部分もあると思いますが、機動的かつ即時対応が可能な感染症版ＤＭＡＴの育成・派遣の制度化、関連データの共有化、機能的かつ効率的に実行できる国内標準のデジタル化によるシステム構築等が、速やかに推進されることが望まれます。

２０２３年5月に「日本版ＣＤＣ」が２０２５年度以降に創設されることが決まりましたが、迅速な感染症の実態把握がなされ、発生早期の適時適切な対策提示が実現することを期待したいと思います。

甲斐 豊（かい・ゆたか）

昭和62年3月 熊本大学医学部卒業
昭和62年6月～ 研修医（熊本大学医学部附属病院）脳神経外科、熊本地域医療センター脳神経外科、人吉総合病院脳神経外科、済生会熊本病院脳神経外科、医員（熊本大学医学部附属病院）脳神経外科、熊本赤十字病院脳神経外科において脳神経外科医として勤務
平成26年1月 阿蘇中央病院 院長
平成26年4月 阿蘇中央病院事業管理者・院長
平成26年8月 阿蘇医療センター事業管理者・院長 現在に至る

〈受賞歴〉
平成16年3月20日 第12回日本脳卒中の外科学会賞
平成20年2月25日 平成19年度熊本医学会奨励賞
平成31年3月6日 平成30年度熊本医学会奨励賞

ワクチン供給の現場

パンデミック時のコロナワクチン配達

地域医療・介護研究会JAPAN事務局次長　三宅秀和

私がコロナワクチンの配達に関わったのは、2021年6月8日に初めて市役所に受け取りに行った時からで、1981年に医薬品卸に入社し、定年退職して、再度パートで引き続き働かせていただいている私に最適な仕事であった。

たまたま私の所属する支店が、A市の配達を請け負い、各地区ごとに、配達する業者が振り分けられていた。他の運送業と違い、普段から特殊な温度管理を必要とする医薬品を配達しており、そのノウハウを活かせることと、既存のお得意様に届けられること、そしてコロナ禍における社会への貢献が、配達を引き受けた最大の理由であった。

モデルナ製ワクチンはメーカーから卸に入荷があり、ディープフリーザー（携帯用の冷蔵庫のようなもの）を用いてロガー（スマホに専用アプリを入れて常時温度を転送し、常に温度の逸脱がないか記録できる装置）で温度管理しながら集団接種場に届ける。それに対して、ファイザー製ワクチンの個別接種の仕組みは、配送時間が指定日の午前9時から12時で、配送物はワクチン、接種用物品（針、6回接種用シリンジ、希釈用生理食塩水、接種シール、基本情報シート、附属物一覧表）であり、ワクチンは冷凍状態で納品する。

「ファイザー製ワクチン納品手順」

①お得意様（配達先）に到着したらクーラーボックスを開ける。

②届けたワクチンのバイアル数が発注数と間違いないことを確認し、別途お渡ししている発泡スチロール製バイアルホルダーに移す。ワクチンの移動は各医療機関の職員が行い、前回納品したワクチンが残っている場合はロットナンバーが混同しないように注意する。

③ワクチン、接種シール、基本情報シートのロットナンバーが同じであることを確認して、ワクチンを移したバイアルホルダーを冷蔵庫に格納する（バイアルホルダーは蓋をしない）。

④附属品一覧をもとに接種用物品、希釈用物品の内容を確認する。

⑤内容に間違いがなければ発注書の受領確認欄にバイアル数、確認日、医療機関名、担当者名をサインする。

概ね、このような手順で納品が行われた。コミナティー筋注（ファイザー）の保存期限が冷蔵庫（2〜8℃）で1カ月であったが、A市は在庫の関係で、2週間で使用するワクチン数の発注をお得意様に依頼していた。シリンジは接種人数より少し多めに入っていたように記憶している。

我々はこの配達件数を月単位でまとめて、配送受託料として市に請求していた。

配達用の車には2名が乗車して、納品時は1人が車内に残りワクチンの監視をしていた。

通常では何も問題は起きないが、急な対応を迫られることは結構起こる。急遽、当日配達件数が増える、あるいは当日納品がキャンセルになる等である。また医療機関からの突然の質問に対する対応の仕方で困惑したこともあった。

シリンジについてはクレームが多く、全てが統一規格ではなく1ccの規格が供給される時や2ccとなる時があり、自院のシリンジを使われる施設もあった。

配布されるシリンジは、不良品が多かったためと、通常のシリンジは６人しか打てないので、自院でテルモの７人用シリンジを購入されて、７人打つというお得意様もあった。しかし、市から６人分としてワクチンを１バイアル渡しているので、７人打てるとしても６人にしか打たずに１人分は捨ててください、と言われたそうで、少しでも多くの人に打ちたいと思ってしたことなのに、と残念がられていたことも思い出した。

我々は医薬品卸であるので、医療用麻薬や注射器の取り扱いについてはしっかり教育を受けている。しかし、例えばシリンジの不良品問題等で配布されるシリンジや注射針はいらないから持って帰って、と言われた時に、通常の運送業者の方たちが、忙しいからと、そこらにシリンジや針を放置したら……、と不安になることもあった。

また、最初の頃はワクチンを打てる施設が少なかったが、補助金が出だしたとたんに多くの医療機関で打てるようになったことも事実である。病院の先生方が、医師会から派遣される団体接種対応の先生の日当が高すぎる、とおっしゃっていたことも忘れてはいけない。医師を金で誘導すべきでないとおっしゃる方もいた。

しかし、やっとワクチンが潤沢に行き渡るようになっても、肝心の治療薬・医薬品（特に後発品）が不足していたら元も子もない。これこそが問題で、現状の中医協薬価専門部部会、有識者会議等を見ると、不採算品再算定、基礎的医薬品、安定確保医薬品を中心に薬価制度から切り離せば解決するように議論されているが、これはメーカーサイドから見たもので、我々医薬品卸から見ると、最低薬価のほうがはるかに深刻な問題である。

例えば、今まさに不足している鎮咳剤メジコンは、１００錠５７０円薬価である（２０２３年度）。これを年間６万５０００個運んで、納入価ベースで約３２００万円の売り上げを卸として上げている。

メーカーからいただける利益は（輸送費）２４０万円程度なのに、コストは流通経費だけで１４００万円かかる。１１６０万円の赤字である。この赤字分を高薬価品の配達でカバーしているのが現状である。

低薬価品は赤字納入そのもので、当然これらの品目の多い保険薬局、または後発品の使用の多いお得意様の利益率は低くなる。さらに保険薬局の急配・返品の多さによるコストも加わる。毎年改定で薬価が下がり続け、さらに赤字が増加しないか懸念される。このままいくと国民のために行っている医療用医薬品の安定供給に支障が出てくると思われる（ワクチンを運んでいる余裕はなくなる）。

今回の新型コロナの流行に当てはめると、有効な治療薬が出てくるまでは対処療法しかなく、そのための薬の取り合いが始まった。

その代表例である解熱鎮痛剤のロキソニン（後発も含む）、カロナール、鎮咳剤のメジコン、アストミン、ムコダイン（後発含む）、抗炎症剤のトランサミン（後発含む）はすべて低薬価品である。さらにそれらの商品はメーカーより出荷調整が行われており、その対応に卸は多大な労力を費やしている。現場のＭＳ（編集注：医薬品卸販売担当者）・内勤者・配送者・庫内社員の心の疲弊まで発生しているのが現状である（薬局等の人々にはカスタマーハラスメントもあるのでは？）。

物価高騰、人件費高騰、２０２４年問題（ドライバー不足）は目前であり、早急に手を打たなければ手遅れになる。効率化への投資もままならない。

いくらの薬価なら適正流通ができるのか、１箱５００円の流通経費でいいのか、真剣に考える時期ではないだろうか。

本題からずれたように見えるが、私がワクチンの配達をしていた２０２１年頃から多くの医薬品のメーカーや卸で、相次いで希望退職を募集した結果として、前記理由等により、おそらく3分の2もこの業界に残っていない。このままでいくと、高薬価の薬を使用している病院にしか配達できなくなり、調剤薬局には麻薬・覚醒剤原料のみの配達、通常医薬品は、宅配便業者のような外部運送業に委託するようなことになってしまう。そうなれば、返品も回収も難しくなる（生命関連商品であるからそんなことは絶対にあってはならない）。しかし、現状でもすでに、市の委託のワクチンを運ぶ余裕はない。

三宅秀和（みやけ・ひでかず）
大阪学院大学卒業
１９８１年　医薬品卸業入社
２０１８年７月　特定非営利活動法人地域医療・介護研究会ＪＡＰＡＮ事務局　次長

新型コロナウイルス流行下での救急隊の活動を思い起こして

株式会社ヘルスケア・システム研究所
板﨑康平

新型コロナウイルス（以下、新型コロナ）の感染が急拡大した時期、救急搬送の需要が一気に増え、多くの搬送困難事案が発生したことは広く知られている。しかし、そうした中でも、救急搬送の実態については多く語られてこなかったと思われる。私は、新型コロナが流行していた期間、京都市の救急隊員であり、主に市内南部方面において救急車の運転手として勤務していた。その当時を思い起こし、実際の救急活動の現場がどのようであったかを振り返ってみたい。あわせて、勤務を通して私が感じた、わが国の救急体制の限界や課題についても述べたいと思う。

1　未知のウイルスに対する消防の反応

２０２０年1月頃、ある日突然、原因不明のウイルスが発見されたとの報道があった。当時は、「コウモリを食してウイルス感染など、いかにも中国らしいな」位の認識でいたのを覚えている。1週間ほどで、ＷＨＯが新型のコロナウイルスと確認したとの報道があったものの、中国はすぐに収束すると考え、ＳＡＲＳの経験もあるので、現場の仲間内ではすぐに収束すると考え、特に危機感を覚えた者はいなかったように思える。

そうした中で、2月にダイヤモンド・プリンセス号が横浜港に着き、検疫を受けるために停泊した一件は強く記憶に残っており、無症状の者が保菌者（陽性者）であったことに驚きを受けた。救急要請とは、症状が現れて初めてなされるものなので、どんな患者も新型コロナを疑わなくてはならないことを危惧したが、後に現実となった。

新型コロナが国内で感染拡大する前は、消防隊においても災害現場でサージカルマスクの着用が推奨されていた。面体（空気呼吸器用マスク）を装着するまで、火災現場や救助現場でもマスクをしており、当然ながら、ほぼ全員が活動障害だと感じていたため、早く収束してほしいと常々思っていたという。

第2波（2020年7〜9月）が来た頃から、この状態がいつまで続くのだろうかと明確な危機感を覚えた。この頃に次々と著名人が新型コロナで亡くなったことも、この感染症の恐怖を世間に植え付けた原因の一つだと考える。

2　コロナ禍中の救急活動

感染防止のため、新型コロナの疑いがある患者は、真夏であっても「フルPPE（個人防護具：ヘルメット・ゴーグル・N95マスク・感染防止衣の上下、ディスポーザブル手袋、シューズカバーを装着し、袖口はガムテープで縛り皮膚の露出を防ぐ）」で出動していた。汗が吹き出し、その汗を吸った制服に重量を感じ、密閉されたディスポーザブル手袋内も汗で膨らむほどだった。

また、陽性患者を病院へ収容すると、救急車内の消毒作業に移らねばならず、着用したものは感染性廃棄物として扱い、救急車に積載した廃棄用の紙箱に詰め込み処理していた。消毒作業とは、使用した資機材や、自分や患者が触れたであろう全ての箇所を消毒剤で清拭することであり、毎回20分程の時間を要した。そのため、消毒作業中に要請があると、その救急事案に出動できないケースもあった。

感染拡大に伴い、感染予防に使う資機材が不足しだした。汚れれば廃棄していたマスクや感染防護衣を、洗濯・消毒し再利用することとなった。再入荷が行われた際には、従来のものより明らかに安価に見える資機材が届いた。特にディスポーザブル手袋はよく破れたため、二重、三重にして使っていたが、使用量制限があったため、苦慮していた。また、通常、年に数度しか使わなかったN95マスクの数が圧倒的に不足していた。2～3当務（1当務：24時間勤務）の間、廃棄することなく使用しており、消毒しているとはいえ、かなりの抵抗があった。

真冬にもかかわらず、3つの密（密閉・密集・密接）を防ぐため、車両の窓を開放して運転していた。カチカチと歯を鳴らし、車内の温度差でできる結露を拭いながら運転していたが、まだまだ未知の病気であった新型コロナに罹患するよりはましだと考えていた。

症状が安定している患者は、搬送先が決定するまで、車内に収容しないこととなった。しかし、当然患者の容態確認には気を配るため、患者は玄関の内側で待機、救急隊はドアを挟んだ屋外で声掛け等を行っていた。搬送先の病院が決定するまでは、屋外とはいえフルＰＰＥで待機しなくてはならず、真夏の炎天下も真冬の降雪も関係なかった。

ちなみに、陽性と確定した患者を搬送した場合には、出動手当に加えて1日あたり３０００円の特別手当がついた。しかし、1日あたりの金額設定であったため、1人搬送しようが、10人搬送しようが同じ金額であったのは、内心納得できなかった。出動時間によって左右されるものの、1件の出動手当は約２００～５００円であり、出動件数が減少したコロナ禍初期の段階では、給与が大きく増えることもなく、高まるリスクとのアンバランスを感じざるを得なかった。それに加え、医師、看護師及び介護士に支払われたコロナ慰労金の対象から外れていたことも少なからずショックであった。医療従事者としては扱われておらず、救急隊員の立場の低さを痛感したのを覚えている。

新型コロナのワクチン接種が医療従事者優先で始まったが、実際に救急隊がワクチンを接種したのは優先接種開始から3カ月後のことであった。その3カ月の間に高齢者への優先接種が始まっても、未だワクチンを接種できずにいたことは、今でも疑問に思っている。最悪の場合、感染していても無症状のため気づかず、通常の救急事案で接触する患者やその関係者、そして職場の者にも移してしまい、感染を拡大させてしまうことが怖かったからだ。当時は最前線で働いている自負があり、未知のウイルスへの恐怖より使命感が勝っていたが、「新型コロナに罹患しても自己責任である」と言われているような気がして、我々の活動は評価されていないのだと不満を感じた。

面と向かって言われたことはないが、病院に搬送しても、署に帰隊しても、知人に会っても、どこか一線を引いた汚れ物を扱うような雰囲気を肌で感じていた。

離れた所に住む親族の中には、呼吸器疾患の既往症を持つ者や、未就学児もいたため、帰省できなかった。結局、ワクチンを複数回接種し、比較的症状が軽いと言われるオミクロン株に変異し、都道府県を跨ぐ移動が緩和されるまでの約2年間、親族の集まりに参加することはなかった。

新型コロナがオミクロン株に変異し、発熱症状で救急要請してくる患者も軽症の割合が増えた。その中には自宅で発熱が発覚し、保健所に連絡するも繋がらず、どうしたらいいのか分からずに救急要請したパターンが多く見られた。軽症と言っても、発熱のある患者は受入れ確認に時間を要していたので、患者から「まだ病院は決まらないのか」「見殺しにする気か」と暴言を吐かれることも少なくなかった。

3　職員の感染拡大

2022年に入ると、職員の感染が顕著に増加したため、食事の際は孤食とすることや、仮眠時もマスクを着用するよう通達があった。体調不良で休んだ職員が後日、新型コロナと判明すると、普段その職員が使っている物品の徹底的な消毒が行われるなどの対処はされていたが、各家庭内での感染も多かったため、新型コロナで休む職員数は減らなかった。また、自分の意思でワクチンを接種しないことを選択した職員も中にはおり、その職員が発熱等で休むと、復帰した後に風当たりが強くなったことも、問題だと感じた。

京都市は令和5年11月現在、33台の救急車で運用している。救急車は概ね人口6万人に1台必要とされており（人口等によりさらに上乗せされる等の算定式がある）、本来、京都市は約26台が推奨値であるため、救急車配置台数が多い都市と言える。さらに、緊急事態宣言中など感染者数が増加した時期は、特設救急隊を設け、増隊して運用していた。そのため、職場内での感染が広がると、救急車に乗り組む人員も不足することとなった。

通常の救急隊は正規隊員が3名で活動しているが、十数年のブランクがある管理職を隊長とし、副隊長に救急救命士（正規隊員）、運転員に若手の消防士で編成された隊のように、正規隊員が1名しかいない救急隊で運用せざるを得ない状況に陥ったこともある。人口が集中している地域や高齢者が多い地域に出動する等の理由により、出動件数が多い忙しい署所と、僻地であるため比較的件数が落ち着いている出張所で配置換えを行い、人員不足に抗い（あらが）ながら、職員の負担軽減に努めていた。

4　搬送困難事案

病院のコロナ病床が埋まってくると、搬送困難事案（受入れ照会が4回以上、かつ病院決定までに要した時間が30分以上）が散見されるようになった。コロナ禍前は、通報があって出動してから30～40分以内に署所に帰隊していたが、搬送困難事案は概ね倍の、1時間を超すケースがほとんどだった。特に、高齢者や、悪化しやすい高リスク既往歴のある患者の事案が長引く傾向にあった。

何回も同じ情報を、それぞれ違う病院に伝える必要があったため、1日あたりの件数は減少していても、業務の負担は増していた。そのため京都市では、２０２１年頃から5類に移行される２０２３年5月まで、新型コロナ疑いの救急患者の搬送先を集約して検索するコントロールセンターを立ち上げた。救急隊から病院に直接交渉するのではなく、救急隊が得た情報を同センターに伝え、そこから受入れ先に打診する方式であるため、病院ごとに患者のバイタルサインや現在の症状を伝えなくてもよくなったが、センターからの返答に時間を要したため、病院収容までの時間短縮にはなり得ず、負担軽減とはならなかった。

当時の状況から、現在までの体制を振り返ってみても、2類感染症に分類されるような新たな感染症が流行した場合、同じ事態を繰り返してしまうのではないかという懸念がある。病院の受入れ態勢が不十分であったのか、救急隊が不足していたのか、コントロールセンターの処理能力不足であったのか、医療機関の現状を理解できない患者が多かったのか、医療の平等性を守るため、もっと手の打ちようがあったのではないかと、今一度検証する必要があると私は考える。

5　救急隊から見た病院の対応

コロナ禍初期の段階では、未知の感染症であったため、病院でも陽性者の扱いに苦慮していた。一例を挙げると、病院から病院への転院の際、処置室から出てきた患者は、全身をベッドシーツで包まれたミイラのような姿であった。指先のみ露出しており、SpO_2（動脈血酸素飽和度）がかろうじて測定できる状態であった。意識はあったが、会話などの労作時にひどく咳き込んでしまうため、本人も搬送中はミイラ状態で安静にすることを了承したのだという。

医療機関の疲弊も肌で感じていた。特に深夜帯など、軽症の患者（酩酊者等）を搬送した際には、余裕のなさ故か鬼のような目付きで看護師に睨まれたのも一度や二度ではない。患者には受入れ先が決まらないことで責められ、病院では「何でこんな人を連れてきたんだ」と責められ、板挟みとなっていた。

病床数の多い病院では、新型コロナに加え、通常どおり怪我や病気の患者を受け入れていたため、救急対応の必要性がない新型コロナ陽性患者の受入れは断っていた。その中で、積極的に新型コロナ患者を受け入れていたのは、比較的規模の小さい病院であった。普段は病院を選定する際、他患者処置中等の理由で断られることが多かったため、積極的に搬送を行ってはいなかったのだが、いざ新型コロナ対応となると非常に頼りになった。

私が実際に搬送し印象に残っている病院は、伏見区にある蘇生会総合病院である。ワクチン接種会場のように屋外に椅子を並べ、検査、診察及び処方の流れを迅速に行うなど、独自の診療方針を実践し、患者を断ることなく受け入れていた様子が記憶に残っている。

新型コロナにかかわらず、軽症でも救急要請をしてしまう患者の心理とは何かと考えると、医療従事者からの「安心」が欲しかったのではないだろうか。治療薬もなかった時期は、病院に行っても、検査後は解熱剤を処方されるのみで入院することなどとてもできない状況だったので、「自宅で療養するのと何ら変わりはないのに」と我々は思っていた。

確かに、未知のウイルスであること、芸能人の死亡例、恐怖を煽(あお)るニュースの数々、ネットの誤った情報など、人流が制限される中で不安に感じるポイントはいくらでもあった。「おそらく入院はできませんよ」と伝えても、「病院で見てもらえるならば、それでもいいんです」とのやりとりを何度も繰り返したことを覚えている。そういう患者を搬送した場合、病院の負担は増えてしまっただろうが、そこに住む人々に安心を与えることを旨とする我々としては、扱いの不公平さや病院に対する申し訳なさを感じながらも、患者を病院に引き継ぐまでは己の仕事を全うするしかなかった。

6　最後に

感染が拡大し始めた頃は、受診控えによる救急患者の減少が、日々の出動件数から感じ取れた。コロナ禍前の２０１９年の出動件数は過去最高を記録したにもかかわらず、２０２０年の出動件数はここ10年以内で最低の件数となり、２０２１年の出動件数も引き続き低い水準となった。

しかし、２０２２年は再び各地で過去最高件数を更新し、東京では救急車の連続出動による疲弊から発生した事故について、大きく報道されることとなった。受診控えで出動件数が減少していた頃こそ、救急車を必要としない事案が除かれた本来の救急件数であると考えている。オミクロン株が比較的軽症状であることが世間に浸透し、コロナが以前ほどの脅威ではなくなった結果、今までの受診控えの反動もあり、不要な救急要請が増えたのではないだろうか。2023年も、新型コロナが5類に移行し人流が復活していることや、異常気象が続いたこと、インフルエンザの早期流行等が影響し、救急件数は全国で増加の一途を辿っている。

私が感じた救急体制の限界とは、新型コロナの感染拡大そのものではなく、いつでも誰でも利用できる救急車が、必要なタイミングで救急現場に行くことができず、感染下で適切な医療を受けられないために、コロナ禍以前は助かっていたような病気や怪我によって人々が命を落とすことだと考える。救急隊は出動要請が入り、患者と接触し、病院に搬送する、又は救急搬送を辞退するまでは、他所でどんな事が起こっても身動きが取れない。軽症患者の受入れの返事を待っている間に、数件隣の家で心肺停止事案が発生し、別の救急隊が到着するなど、本来なら助かっていた可能性のある事案でも、手遅れになってしまう事態もあった。このような不幸なケースは、新型コロナに限らず、救急車を必要としない軽症事案にも置き換えることができるということを理解してもらいたい。

現場に到着すると玄関先で患者が待っている、歩いて乗車する……。あたかもタクシーのように救急車が使われることのないよう、社会全体が医療の現状を正しく理解し、限られた救急車が適正に利用されるよう意識を共有することが大切である。そのためには、高齢化等の理由によりますます救急車の需要が増していく状況に照らし、利用の有料化などの対策に本気で取り組む必要があるのではないだろうか。

いま思い返しても、救急隊を取り巻く環境は納得ができない事のほうが多かった。当時、必要としていた対策が実施されなかった現実がありながらも、現在でも猛威を振るう新型コロナに立ち向かう救急隊がいる。読者である病院関係者や一般の方々に対し、本稿で紹介したような救急の実態を理解していただき、救急隊に対して、より寛大な心を持って接していただきたいと切に願うばかりである。

板﨑康平（いたざき・こうへい）

平成24年　京都市消防局　入職
平成25年　消防隊として勤務
平成26年　救急隊として勤務
令和元年　消防士長
　　　　　以後救急隊の副隊長として勤務
令和5年より現職

第２章

新型コロナウイルスとの３年間を振り返る

岐阜県における新型コロナウイルス感染症対応を振り返って

岐阜県健康福祉部 部長
堀 裕行

令和2年の新型コロナウイルス感染症（以下、新型コロナ）への対応開始当初から、令和5年の5類移行まで、岐阜県健康福祉部において新型コロナ対応を担当した。この間の岐阜県における対応について、特に医療提供体制の維持の観点から振り返りたい。

1 岐阜県の医療を取り巻く状況

新型コロナ対応の振り返りに入る前に、岐阜県の医療を取り巻く状況について、簡単に概況を説明したい。

新型コロナ対応の開始とほぼ時期を同じくして、令和元年度に、県は医療法に基づき「岐阜県医師確保計画」を策定したが、医師数の指標である医師偏在指標の全国順位は、策定時点で全国47都道府県中36位と医師少数県であった。圏域別に見ても、県内に5つある二次医療圏のうち、岐阜圏域以外の4つの医療圏で医師偏在指標の値が全国平均を下回っており、特に飛騨圏域、西濃圏域が医師少数区域であった。

都道府県別の人口10万人あたり病院病床数も、令和3年10月時点で、全国平均の１１５９・２床を大きく下回る996・5床と、人口あたりの病床数も少ない（令和3年医療施設調査）。

2 院内感染対策協議会

このように、医師数も病床数も限られた状況の中で、新型コロナへの対応を開始することとなったが、対応にあたり基盤となった取り組みがある。

県では、新型コロナの発生前から、県内病院の感染症対策を担当する医師や看護師などの多職種による、「院内感染対策協議会」を設置し、平時から医療機関への院内感染対策の指導や、課題が発生した際に、県の対応方針へのアドバイスをいただくとともに、病院への専門家の派遣指導などを実施してきた。長年、この協議会の会長として関与いただいたのが、岐阜大学名誉教授の村上啓雄（のぶお）先生である。村上先生のご尽力により、県内病院の感染症対策を行う専門職のネットワークが構築されており、これが、新型コロナ対応にあたっても、全県での医療提供体制の構築や、調整本部の立ち上げ、また、院内感染や福祉施設でのクラスター発生時の助言・指導などに際して、大きな役割を果たすこととなった。

3 県と保健所設置市との協力

岐阜県では、県保健所7カ所と、岐阜市保健所1カ所の8保健所体制でそれぞれの地域における保健・衛生業務を担当している。

新型コロナへの対応にあたり、全国の多くの自治体で、都道府県と保健所設置市との間の連携・協力が課題となったが、岐阜県でも当初同じような問題に直面した。

令和2年4月、岐阜市内で複数のクラスターが発生し、クラスターに含まれる感染者やその濃厚接触者は岐阜市外にも拡大したが、県と保健所設置市である岐阜市との連携は、当初不十分であった。具体的には、岐阜市から県への患者情報の共有が十分に図られず、クラスターに関連した岐阜市民以外の患者接触者や医療機関、会社等からの相談や検査希望、苦情電話が県庁と県保健所に殺到した。

早期にクラスターを収束させるためには、県と岐阜市との間で患者情報や対応を共有するなどの連携が必要となった。このため、令和2年4月13日に知事と岐阜市長が岐阜市役所で共同会見し、岐阜市保健所内に「県・岐阜市クラスター対策合同本部」を設置した。

対策合同本部には、小職を含む県職員5人に岐阜市併任辞令が発令された。クラスター対応が落ち着くまで、小職を含め、県職員が毎日岐阜市保健所に出向き、時系列で患者情報を整理し、感染経路や検査対象の打合せを行うとともに、メディア対応を共同で行った。

早期にクラスター対策合同本部を立ち上げたことで、対応が大きく前進し、クラスターの収束へとつながった。また、この合同本部はその後、県と岐阜市との間で疫学情報の全般的な共有や、検査ひっ迫時の相互協力、メディア対応を令和3年9月まで合同で行うなど、様々な対応を県と市が共同で行うための礎（いしずえ）となった。

4　県医師会・県病院協会との連携

大規模かつ長期間にわたる健康危機管理対応を行うにあたっては、県医師会及び県病院協会の協力が不可欠である。

対応開始時に両会の会長であった、県医師会の河合直樹先生と県病院協会の冨田栄一先生には、対応開始以降、連日のように県の対応についてご相談をさせていただいた。また、両先生には後述する調整本部、専門家会議に委員としてご参加いただいたほか、県の感染症対策協議会の委員として県の対策決定の場にも毎回ご出席いただいた。

これに加え、県医師会には、地域医師会による地域・外来検査センターの立ち上げと運営、診療・検査医療機関の募集、外来ひっ迫時の地域における休日診療体制等の充実、自宅療養者への医療提供、多くの診療所が休診となる日曜・祝日におけるオンライン診療の実施、ワクチン接種など、様々な場面でご協力をいただいた。

また、県病院協会にも、新型コロナ用病床の確保、宿泊療養施設における医療提供、救急対応が必要な患者の受入れルールの策定、集団接種会場への医師派遣等、こちらも様々な場面でご協力をいただいた。
令和4年に両会の会長が交代された後も、後任の県医師会の伊在井みどり先生、県病院協会の松波英寿先生には、それまでと同様、変わらぬご支援をいただいた。

5 調整本部

新型コロナの対応を開始した令和2年当初、新たな感染症として十分な情報がなく、診療を行う医療機関では、手探りの状況からの対応となった。また、国による症例定義やPCR検査の対象範囲等も頻繁に変更され、それに合わせ県の対応も変更された。こうした状況の中、新型コロナ患者や疑い患者の診療を行う医療機関に対し、国からの疫学情報や、制度運用に関する最新情報、また県の患者発生状況等をタイムリーに提供し共有することが重要となった。

このため、国や県からの情報提供と、医療提供体制や検査体制等を協議する場として、入院受入れ医療機関に加え、県、保健所、地方衛生研究所が参加した「新型コロナウイルス感染症対策医療機関連絡会議」を、令和2年2月4日以降、3月中旬までに3回開催した。連絡会議の中では、県からの説明に加え、ダイヤモンド・プリンセス号の患者を受け入れた病院や、県内最初の患者を受け入れた病院から症例報告をしていただき、患者の臨床情報に加え院内の感染対策についても説明いただくなど、他の医療機関の診療の参考としてもらった。

その後、感染拡大により医療提供体制への負荷が増大することを見据え、患者発生時の入院や重症患者発生時の搬送等についてルールを明確化することが、医療提供体制の強化の観点から重要となった。そのため、医療提供体制を協議する場として、連絡会議を発展的に改組する形で、県医師会や消防などのメンバーを追加し、令和2年4月2日に「岐阜県新型コロナウイルス感染症対策調整本部」を設置した。

調整本部の座長は、院内感染対策協議会の会長であった村上啓雄先生にお願いし、毎回、県内の新型コロナの発生状況や、国や県の方針及び最新情報の共有を行った上で、感染状況に合わせた入院基準の見直し、入院患者及び重症患者の受入れに関する仕組みの構築、救急搬送のルールなど、その時々の課題について関係者で議論を行った。

感染拡大による病床ひっ迫時など、県内の医療提供体制に課題が発生した際に急遽開催することも多く、令和5年6月までに計22回開催した。毎回、参加者から活発な発言があり、県内の医療提供に関するルールを、関係者が自ら議論して決定する場として機能した。また、オミクロン株が感染の主体となってからは、福祉施設関係者にも参加いただき、医療関係者と福祉の関係者が直接話し合う貴重な場を提供することによって、医療と福祉の架け橋の役割も果たしている。

6 専門家会議

令和2年3月に、感染症対策の専門家、危機管理の専門家その他の有識者をメンバーとする「感染症対策専門家会議」を設置し、令和5年7月までの間に69回開催した。

専門家会議では、毎回、全国の感染状況、県内の感染状況、医療提供体制の整備状況、ワクチン接種の状況などに加え、感染症法や特措法の運用など国の最新動向について県から説明を行い、それに基づき委員から現状評価と、県の今後の対策についてアドバイスをいただいた。県が対策を公表する前段階に必ず専門家会議が開催されたため、岐阜県の対策における専門知の活用に中心的な役割を果たした。

知事に加え、県内唯一の保健所設置市である岐阜市の市長に毎回参加いただいたことにより、県と岐阜市が共通の課題認識を持って対策に当たることができた。また、感染症や救急医療の専門家に加え、県医師会会長、県病院協会会長が参加したことにより、医療提供体制の確保について、県、岐阜市、専門家、医療関係団体が共通の現状認識と目的意識を持って対応を行うことができた。

7 重症患者の搬送調整

令和5年5月の5類感染症への移行まで、入院調整は各保健所が担ったが、二次医療圏を越える重症患者の転院については、岐阜大学医学部附属病院高次救命治療センター長の小倉真治教授のご協力をいただき、県と岐阜大学とで相談をしながら搬送先の調整を行った。

令和3年3月からのアルファ株による第4波では、患者数の増加とともに重症者数も増加し、重症者数は最大で24人となった。これにより、重症者を受け入れる病床がひっ迫し、圏域を越える搬送も多く発生したが、岐阜大学と相談しながら、県が搬送調整を担った。感染ピーク時には、中濃圏域において、圏域の重症者受入れ病床の上限を超える重症患者が連日発生したが、各病院における重症者用病床の空き状況を把握し、岐阜圏域の病院へ搬送調整を行うなどにより、厳しい局面を乗り切ることができた。

令和3年7月からのデルタ株による第5波においても、重症者数は過去最多タイの24人を数えたほか、ＥＣＭＯ患者が5人となるなど、圏域を越える搬送調整も毎日のように発生した。県では、第4波と同様、ＥＣＭＯや挿管患者がどの病院に何人いるのかなど、各病院のひっ迫度合いを勘案しながら、岐阜大学と相談の上、広域搬送調整を行った。

しかしながら、宿泊療養施設から病院への搬送も連日1日10人を超えて発生するなど、病床はひっ迫した。このため、従来の入院基準を何度も厳格化するとともに、宿泊療養施設の入所基準を緩和して入院患者のトリアージを進めたほか、後方支援病床への転院促進や、症状が落ち着いた患者の宿泊療養施設への移送促進など、病床ひっ迫の緩和に向けた取組みを進めた。

また、さらなる病床の確保や、これまで重症者を引き受けていなかった病院でも引き受けていただくよう各病院に依頼し、重症者の引き受けにご協力いただいたほか、通常医療との両立ができる限界のところまで新型コロナ用病床の確保をいただいた。さらに、結果的に使用はしなかったものの、酸素投与等の必要な措置を行う一時的な待機施設として、岐阜市内に臨時医療施設を設置した。このような対策を講じた結果、入院が必要な方が入院できない事態には至らなかった。

8　まとめ

ここまで、岐阜県における新型コロナ対応のうち、特に医療提供体制に関連して特徴的な取組みについて触れてきた。

その時々の感染状況により、入院病床、宿泊療養施設、自宅療養の役割が変化したが、県では確保病床、宿泊療養、自宅療養等、それぞれのひっ迫状況などを総合的に勘案しつつ、県病院協会、県医師会、また救急医療については岐阜大学との相談を繰り返しながら、必要な場合は調整本部を開催し、入院基準や宿泊療養施設への入所基準、自宅療養者の基準などを適宜変更した。このように、それぞれの療養が破綻しないようバランスを取りつつ、県民の生命を守るための医療提供体制を維持してきた。

全国的に見ると、第4波や第5波において、医師数や病床数が多い大都市圏で、入院が必要な中等症以上の患者が入院できず、酸素吸入も受けられないまま自宅で死亡する事例などが発生したが、岐阜県では、必ずしも医療資源に恵まれてはいないものの関係者の尽力により、そのような事態は何とか回避することができた。

以上が、岐阜県における取組みの記録であるが、今後に向け何らかの参考となれば幸いである。

謝辞

岐阜県の新型コロナ対応にあたりお世話になった、県病院協会、県医師会等の各種団体や、調整本部、専門家会議の委員の皆様に、この場をお借りし御礼申し上げたい。また、執筆の機会をいただいた県病院協会の冨田栄一前会長にも、日頃からのご指導に心より感謝申し上げる。

堀　裕行（ほり・ひろゆき）
厚生労働省健康・生活衛生局感染症対策部予防接種課長（現職）
岐阜県健康福祉部 部長（執筆時）
令和元年7月～令和5年7月まで、岐阜県健康福祉部に在職し、新型コロナ対応等を担当
医師、公衆衛生学修士、疫学修士

急性期中核病院としての取組み

地方の総合病院から見たコロナ診療事情

地方独立行政法人山口県立総合医療センター
武藤正彦・田島真由美

1 はじめに

2020年2月3日、横浜港に着岸した豪華客船（ダイヤモンド・プリンセス号）内で発生した新型コロナウイルス感染症（以下、新型コロナと略す）の感染拡大（712人が感染）はマスコミでも大々的に報道され、新興感染症であるとして日本中が騒然とした光景を忘れることはできない。それ以降、国内のあちらこちらで、当時まだこのウイルスの正体が十分にわかっていない状況下でクラスターが多発した。中傷や偏見を含めた被害話も散見された。この感覚はかつてのハンセン病を思い起こさせる。人類は未知の恐怖に遭遇すると、冷静さを保った行動をなかなかとれないのが現実である。

本稿では、山口県立総合医療センターで経験した8回の感染の波に至るまでの新型コロナとの闘いを紹介し、地方における自治体病院の現場の声を届けることを目的としたい。

2 当医療センターでの患者受入れ概要

地方独立行政法人山口県立病院機構の傘下には、当医療センターと、こころの医療センターの2つの医療機関が所属する。当医療センターは山口県内で唯一の第一種および第二種の感染症指定医療機関としての使命を担う県立総合病院である。病床数は504床（このうち感染症病棟14床）で構成されている。感染症病棟は感染症センターとして、一般病棟とは30mほどの渡り廊下で隔離され、陰圧環境が施されている病床2床を有する。

2020年3月25日に、当医療センターで第1号となる新型コロナ患者を受け入れ、2023年4月末現在で延べ1300人余りの新型コロナ入院患者の治療に当たった。もちろん、感染が拡大した時期には感染症センターだけでは賄えず、一般病棟の1つを新型コロナ対応専用病棟に転用し、合計で49床の新型コロナ対応病床を確保して県内の患者の治療に当たった。当医療センターにおけるこれまでの新型コロナ対応上の問題点と工夫した点をまとめてみた。

第一に、ガウンやマスク（特に対応初期にはN95マスクの備蓄不足）など衛生材料が不足したことが挙げられる。当医療センターで最初の小規模な院内クラスター発生があり、2020年9月9日に、山口県庁内で記者会見をし、院内クラスター発生の報告とともに、ガウンやN95マスクが不足している過酷な現状を訴えた（「朝日新聞」2020年9月10日朝刊）。その後、挿管・抜管や帝王切開時などの場合以外には通常のサージカルマスク着用で十分だということがわかり、物資不足はそれ以降、特段、話題に上らなくなった。

第二に、濃厚接触者等に対する院内でのウイルス検査ができる体制をいち早く確立できたことで、勤務可能な看護師の安定した確保に繋げることができた。当医療センターでも、2022年1月12日に100人規模の院内クラスターを起こしたが、幸いにも2月17日には収束宣言を発出することができた。

この間に実施したオンライン会議で、山口県環境保健センターの調（しらべ）恒明先生と川崎市健康安全研究所の三﨑貴子先生に、クラスター発生の分析（ガントチャート作成など）ならびに感染拡大予防のための貴重な助言と指導をいただいた。

このクラスター発生以降、二度とクラスターを起こしてはいけないと病院全体が神経質になり、コロナウイルスの検査に関わる病院持ち出しの医業費用が、2022年度の1年間でおよそ7000万円に膨らみ、さらに、ウクライナ侵攻に関連した光熱費高騰に要した費用がこの1年間で1億3000万円程に達してしまった。

第三として、西日本地区でいち早くコンテナ型簡易CT撮影装置を感染症センターに隣接して設置したこと（2020年11月13日から稼働）は、新型コロナ患者の重症化を回避する上で非常に効果的であった。というのは当初、軽症者として宿泊療養施設での対応で良いかと思われた新型コロナ患者でも、CT画像を見ると明らかに両下肺野に典型的なすりガラス状陰影が確認でき、そのために当医療センターでの入院加療を要すると判断された症例が少なくなかったからである。

第四の課題として、合併症を抱えた妊婦や透析患者等の事案が挙げられる。山口県内全域から当医療センターに搬送されてくることが多く、しかも夜半の搬入となることが多かった。家族への影響など顧みずに、職員はそれまで待機を余儀なくされる。県民にとって最後の砦である当医療センターの使命をないがしろにできないのである。

特に、お盆の時期（8月13〜15日）のクラスター発生時には連日夜間、患者がどんどん搬送されてくるなど、職員の疲労も限界に達した。その後、県庁内に設置された新型コロナ対策室の仲介により、夜半の当医療センターへの搬入にも配慮がなされるようになり、職員の負担軽減に繋がった。

第五として、看護上の課題について、看護師を統括する立場にある看護部長の視点で振り返ってみる。新型コロナの感染拡大に備え、当医療センターでも受入れ準備をしておこうと、感染対策室師長とともに30年間稼働することのなかった感染症センターの片づけを行っていた当時は、これ程多くの看護師が感染対応に当たることになるとは想像もしていなかった。

新型コロナに際し、常に看護部の課題となったのは、看護力を如何に確保するかであった。具体的には、①感染症センターという新たな看護単位の形成と指揮命令系統の確立、②押し寄せる度に大きくな

表1　病院収支　（単位：百万円）

	H29	H30	R1	R2	R3	R4
事業損益	△0.4	174	204	809	840	109
経常損益	80	251	281	863	897	174
最終損益	237	226	254	823	855	149

る感染の波への対応に必要な看護師数の確保、③重症患者に対応できるベテラン看護師の確保である。

特に頭を悩ませたのは、看護力の配分バランスであった。さらに、現場の看護師の負担感・疲弊感を見極める必要があった。看護職員本人や家族の感染による看護師不足にも陥り、やむなく一般病棟を縮小せざるを得ない状況は、医療人として心苦しくもあったが、改めて看護師無くして病院の真価を発揮できないことを強く感じる絶好の機会にもなった。

なお、公益社団法人山口県看護協会経由で人材派遣の協力を受けたことに謝意を表したい。正に予測が困難なＶＵＣＡ（編集注：先行き不透明で将来の予測が困難な状態）の時代、今回の貴重な経験を糧（かて）にあらゆる難局にしなやかに対応していきたい。

２０２０年１月に始まった新型コロナの流行が３年を経過して、その間の病院の財政事情はどのように変動していったかを表１にまとめた。分析してみると、診療単価は年度ごとに増加を示し、病床確保補助金効果も相まって、利益も令和３年度までは増加傾向を見るが、令和４年度は先程述べた理由で著減した。それでも、何とか黒字決算を確保できたのは全職員の努力の賜物といえる。

以上、収益的には厳しかったが、当医療センターが山口県における感染症の基幹病院として、新型コロナ診療に全力投球してきた実績の波及効果もあると思われるが、山口・防府医療圏地域医療構想調整会議（2022年12月1日開催）において、機能強化のため、当医療センターの回復期病床（59床）の機能を急性期病床に転換すること（2025プランの変更）を承認していただけたことは特筆すべき点といえる。

2023年5月8日以降、新型コロナは感染症法上の位置づけが5類に移行し、生活様式を含めて新たな局面を迎える。

3　考察

5項目を列挙したが、この教訓を活かしてどのような処方箋を考えるべきか。2040年問題に代表されるように、これから日本には人口減少社会の波がやってくる。加えて、疾病構造の変動が訪れる。すなわち、心不全、肺炎、がん、脳血管障害、認知症など高齢者が罹患しやすい疾患が増えてくる。感染症対策の三原則は、①感染源を遮断すること、②感染経路を遮断すること、③宿主の感受性、の三つである。死者数約40万人を出したスペイン風邪と今回の新型コロナ（死者数は、「毎日新聞」2023年5月8日朝刊によれば、7万4675人）を比較した時、医療技術の進歩を除けば最大の相違点は、宿主の感受性に関連した人口構成の違いにあるように思われる。大正時代の罹患者は若年層が多く、反対に現代はがんや糖尿病などの合併症を抱えた重症化のリスクが高い高齢患者が多い人口構成に変貌している。そして、この傾向は当面続くと予想される。

ウイルス治療に重要な日本のワクチン開発競争が後れをとったことも痛手であった。自然界には正体が不詳な病原微生物（マダニに寄生するオズウイルスなど）が未だ数多く存在するので、医療と介護の複合ニーズを持つ高齢者の割合が1000万人を超えるこれからの時代、油断禁物である。

感染症との闘いに勝利するには遮断のためのスピ

ードが求められる。マスク等の防護具の確保・備蓄、行政との連携のあり方（特にリスク情報を共有して相互の意思疎通を図るリスクコミュニケーション体制の確立）、感染症関連の専門職業人育成に資する医学教育（感染対策の進め方、感染行政の現場である保健所での実習やメンタルヘルスケア等）の充実、国産の抗生剤やワクチン開発の推進など、国民の生命と健康を守る循環型社会の構築が、今問われているのではないだろうか。

4　おわりに

今回、突然表舞台に登場した新型コロナで、ＳＡＲＳやＭＥＲＳの経験がないわが国の社会経済および医療の世界が如何ほどの影響を受けたかを目の当たりにした。２０２３年秋に設置予定の「内閣感染症危機管理統括庁」および２０２５年度以降に設置が予定される「国立健康危機管理研究機構」への司令塔としての期待も高まるが、特に現場の人材確保を如何に迅速に構築すべきか、さらに医療のＤＸ化は一気に加速したが、迅速な救民対策に関わる説得力のある適切な情報発信のあり方が喫緊の課題と考える。

この目的のために、具体的な提言を各方面に向けて積極的に発信していく姿勢が問われているのではなかろうか。5周年を迎えた地域医療・介護研究会ＪＡＰＡＮの今後の旗艦的活動に大いに期待したい。

武藤正彦（むとう・まさひこ）
現　地方独立行政法人山口県立総合医療センター院長
前　宇部興産中央病院理事長・院長
元　山口大学大学院医学系研究科皮膚科学分野教授
元　山口大学医学部附属病院副院長
元　九州大学生体防御医学研究所附属病院助手

田島真由美（たじま・まゆみ）
平成2年　山口県立中央病院　看護師
平成10年　山口県立衛生看護学院専任教員
平成27年　地方独立行政法人山口県立総合医療センター　師長
平成29年　地方独立行政法人山口県立総合医療センター　副看護部長
令和2年4月～　地方独立行政法人山口県立総合医療センター看護部長

過疎高齢化の進んだ地域における公立病院再編の効果
～新型コロナウイルス感染症との闘いの中で～

南和広域医療企業団副企業長
南奈良総合医療センター院長
松本昌美

いにしえより大和国と呼ばれ、歴史文化の中心地であった奈良。現在の奈良県は大きく、北和・中和・西和・東和（宇陀）・南和（五條吉野）の５つの地域に分けられる。

南和地域は、五條市と吉野郡からなる山間地域で、古くは飛鳥時代に置かれた吉野宮が壬申の乱挙兵の地となり、南北朝時代には後醍醐帝による南朝の拠点となるほか、世界遺産「紀伊山地の霊場と参詣道」にも指定されている歴史と自然豊かな地域である。面積は奈良県の65％を占める一方、人口は約６万５０００人、奈良県の総人口の約５％で、近年過疎高齢化が加速して、高齢化率は40％を超えている。

南奈良総合医療センター（以下、当院）は、この南和地域（南和医療圏）で公立３病院統合再編事業により、地域唯一の急性期病院として２０１６年に開院、「南和の医療は南和で守る」という南和広域医療企業団（以下、企業団）の基本理念に従い、チーム医療体制を構築して地域医療を守ってきた。しかし、２０２０年より始まった新型コロナウイルス感染症（以下、コロナ）は南和地域の医療提供体制にも大きな影響を及ぼした。

当院は県立系の自治体病院であり、コロナの感染拡大に伴い、コロナ対応重点医療機関の一つとして、発熱外来、病床確保などにより、南和地域だけでなく県域全体から患者を受け入れてきたため、急性期病床の逼迫、人員不足などにより地域の救急医療、一般診療を制限せざるを得ない状況になった。

ここでは、地域医療構想に先駆けて行った公立3病院統合再編事業の概要とその効果、コロナとの闘いと課題について考察する。

1 地域のダウンサイジングの動きに取り残された病院と悪循環の中で始まった病院再編

南和地域には、もともと3つの公立病院（県立五條病院、国保吉野病院、町立大淀病院）が設置されていた。過疎化の波はこれらの病院にも及び、患者数の減少に伴い経営状況は悪化、医師・看護師数が減少し、本来果たすべき急性期病院の機能が低下する。公立病院が3院も存在しながら、地域の入院患者が約6割も流出するという悪循環に陥っていた。この悪循環は、設置自治体の異なるそれぞれの病院が、いずれも急性期病院でありながら、同時に回復期・慢性期対応も行っていたことで、さらに強まっていった。

2010年7月、奈良県知事及び南和医療圏の12の市町村首長で「南和の医療等に関する協議会」を設置。2008年から五條病院長であった筆者を含め3病院長・医療関係者・行政関係者などで地域の医療ニーズとあわせて公立3病院の現状や課題を分析し、集約化により地域の中に救急病院は一つあれば対応可能であることなど、南和地域における医療のあるべき姿を検討した。

その結果、同じ課題を抱える現行の3病院を統合再編し、急性期病院として当院（232床）が2016年4月に新築開院、回復期・慢性期を担う吉野病院（96床）と五條病院（90床）がリニューアルオープンし、南奈良看護専門学校と南奈良訪問看護ステーションを加えて、企業団が3病院を一体的に運営することとなった（図1）。

図1　南和広域医療企業団（2016年4月〜）

再編前公立3病院（2016年3月まで）

❶奈良県立五條病院
[1972年開設、急性期199床（運用160床）、13診療科]

❷町立大淀病院
[1955年開設、急性期275床（運用150床）、9診療科]

❸国保吉野病院
[1956年開設、急性期99床、8診療科]

南和広域医療企業団 3病院（418床）

❹南奈良総合医療センター：232床

HCU：8床
一 般：188床
回復期：36床

（急性期・回復期医療）
▽二次救急（24時間365日対応）
▽専門医療（医療センター設置）
▽回復期リハビリ
▽在宅への連携を見据えた高齢者医療
▽へき地医療
▽災害対策医療

❸吉野病院・❶五條病院（2017年4月〜）：186床

吉野病院：一般病床50床＋医療療養46床
五條病院：一般病床45床＋医療療養45床

（回復期・慢性期医療）
▽長期入院患者の対応
▽在宅への連携を見据えた高齢者医療
▽身近な外来機能

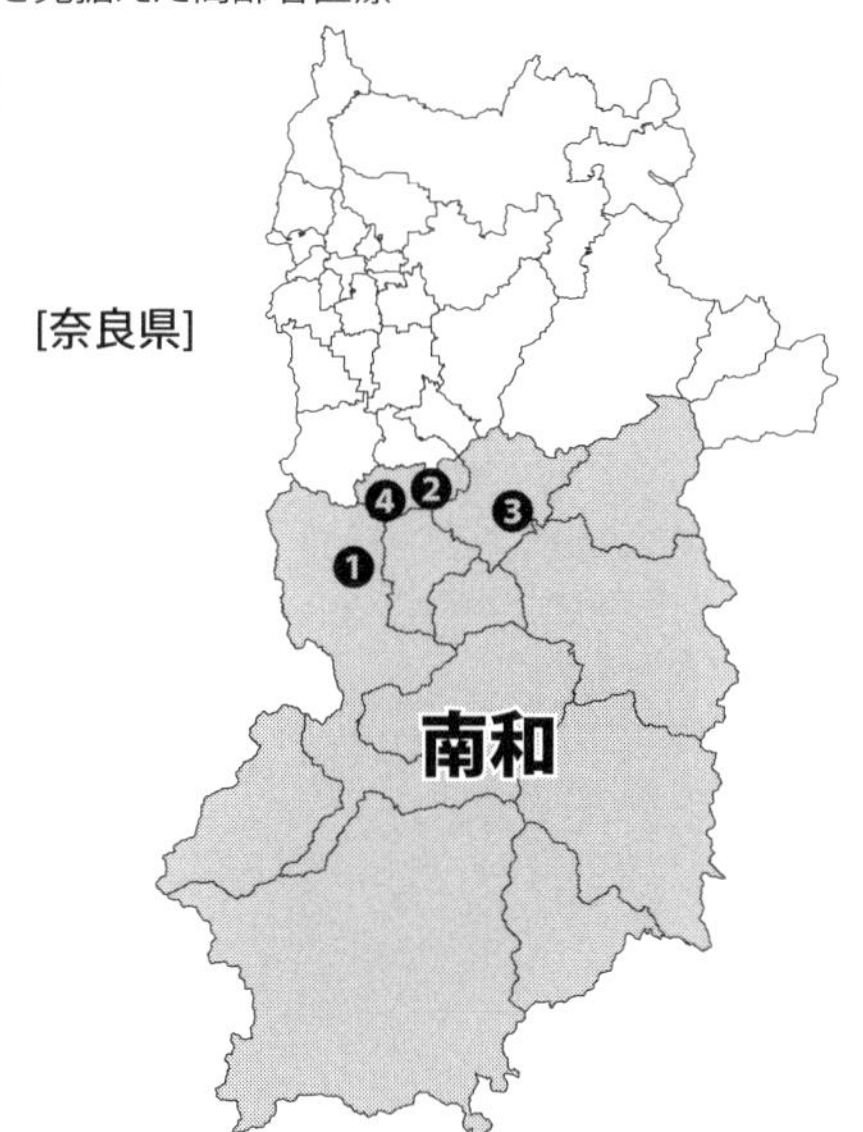

2　南和の医療は南和で守る～目指したのは「断らない救急」～

南和地域の病院再編を行う上でキャッチフレーズになったのは「南和の医療は南和で守る」であり、また、当院設立の合い言葉が「断らない救急」で、これは、過去の反省から、「地域の救急はすべて当院で受けていく」「地域を支える病院をつくる」という決意表明に他ならなかった。

救急センターで24時間365日、救急搬送を受け入れる体制を構築した結果、開院後1年目から、救急搬送受入件数は再編前公立3病院の約2倍（4000件）となり、現在に至っている。また、南和地域の全救急搬送のうち、再編前の約4割に対して、再編後は約7割を受け入れている。さらに、当院は奈良県が運航するドクターヘリの発進基地となっており、奈良県全域をカバーしているため、出動が6回に及ぶ日もある。「断らない救急」、それは今も当院の運営の基本方針である。

現在、当院には感染症内科を含め26診療科があり、チーム医療として救急や消化器病など10センター機能を備え、高いレベルの地域密着型の医療サービスを提供している。三次救急、高度医療、周産期医療などについては、中和地域にある奈良県立医科大学附属病院（以下、県立医大病院）との連携体制が整っている。さらに、回復期・慢性期医療を担う吉野病院・五條病院を一体的に運営し、訪問診療・訪問看護など在宅医療支援を強化することでシームレスな医療提供体制を構築している。

また、当院は地域医療支援病院、災害拠点病院であり、へき地医療拠点病院でもある。へき地診療所との電子カルテの相互閲覧や、テレビ会議システムを併用した合同会議も行えるなど、ドクターヘリ事業を含めてへき地医療を支える体制が整備され、まさに南和地域の医療の拠点である。

3　コロナとの闘い

①入院対応

当院の入院病床は、効率的な運用を考え再編前と比べダウンサイジングして、232床（HCU8床、急性期一般188床、回復期リハビリ36床）であり、急性期一般入院料4（10対1看護体制）、救急告示病院（二次救急）である。また、第二種感染症指定医療機関として感染症病床4床であったが、2020年4月、コロナ感染の第1波からコロナ病床14床を確保した。

その後、感染拡大に伴って1病棟をコロナ対応病棟に変換して確保病床数を増加させ、2021年5月の第4波以降、第8波までコロナ即応病床は44床（うち重症2床）で、急性期病床の22％を提供してきた。

コロナの新入院患者数は2020年4月～2023年3月で計1149人（軽症以下／456人、中等症Ⅰ／327人、中等症Ⅱ／325人、重症／41人）、そのうち約半数は医療圏外からの患者であった。しかし、コロナ前の病床稼働率が95％以上であったため、コロナの感染拡大、コロナ病床確保、院内感染による一般病棟の入退院制限などで急性期病床がさらに逼迫した。そこで、感染の拡大と縮小に応じてゾーニングにより運用病床を増減させ、コロナ以外の一般急性期・救急患者に何とか対応したものの、救急搬送受け入れや緊急入院が困難なこともあり、予定入院や手術も延期せざるを得ない事態となった。

急性期病床の確保のため、企業団の吉野病院・五條病院への転院促進、当院の訪問診療・訪問看護の強化による自宅退院促進などで在院日数の短縮を図るとともに、近隣の軽症急性期・回復期病院と連携して、転院・下り搬送などにも取り組んだ。さらに、当院の回復期リハビリ病棟36床を亜急性期患者の入院に転用することなどで急性期病床の確保に努めたが、ベッドコントロールに苦労した。

マンパワー不足については、県立医大病院で主として対応いただいた重症例が第4波では多くなり、当院でも人工呼吸器及びECMO症例が増加した際には看護師が不足した。そのため、亜急性期患者に対応していた回復期リハビリ病棟をやむを得ず3カ月間休棟して、人員をコロナ対応とするなど、企業団3病院の看護師配置の工夫で乗り切った。

当院では第7波以降で初めて、一般病棟でクラスターが二度発生し（2022年8月院内感染者14人、

10月39人)、院内での対応に苦慮することとなった。クラスター病棟では、認知機能障害や要介護状態の患者、口腔ケアや吸引処置の必要な患者が多い傾向にあったため、ビニールエプロン装着、エアロゾル対策としてクリーンパーテーションの設置、吸引処置中のN95マスク装着を看護手順に加え、その徹底と接触感染対策の再研修も行った。

②外来対応

発熱外来は救急センターの陰圧診療室で対応、コロナ疑い患者・濃厚接触者の動線分離に苦慮したため、第6波の2022年1月に濃厚接触者用仮設待合室を設置した。さらに、地域医療機関のかかりつけ医機能が十分でなかったため患者が当院に集中し、BA.5株の感染が拡大した第7波以降、ドライブスルー検査を強化した。また、コロナ関連の訪問診療・訪問看護や施設への感染対策指導などにも対応し、「面倒見のいい病院」機能を発揮した。外来患者数(検査件数)は2020年4月~2023年4月で計2万7966人、陽性率は23%であった。

一方、「断らない救急」を目指していた当院であったが、入院病床逼迫と並行して、救急医療機能が低下した。救急搬送応需率は、コロナ前の90%から2021年には84%に低下、医療圏内の救急搬送収容率は67%から64%に低下したが、救急搬送受け入れ件数自体は増加していた。救急搬送受け入れ困難の理由としては、主としてベッドが満床であり、さらに、コロナ陽性や濃厚接触による職員の休職が増え、マンパワー不足も加わったためである。

第8波には、ウォークインの救急患者も通常の2~3倍となり、1日100人近く来院することもあった。なお、陽性患者の中には抗ウイルス薬の投与が必要な患者もいて、薬剤の説明と処方に時間を要した。

③職員の休職

企業団では第7波より職員の出勤停止が急激に増加した。特に、休職の約半数は看護師であり、病棟業務の維持が困難となった。陽性で休職する職員数は第7波のピークでは連日20人を超える状態であったが、その後も常に10人前後、第8波からは15人前後となっていた。そのため、休職期間を10日から7日に短縮、7日目に抗原定量検査で陰性であれば勤務可、陽性であれば10日まで休職とルールを変更した。

陽性者に加え、同居家族が陽性で濃厚接触者となり、多数の職員が休業した。2022年1月〜2023年1月で濃厚接触者となった企業団職員は321名であり、うち休職中に陽性となった職員は74名（23・1%）、陽性となるまでの日数は平均3・7日（中央値4日）であった。

職員が大量に休んだ際の出勤ルールを作成していたが、多くの休職者によって業務に支障をきたしたため、2022年7月に休職ルールを5日間に変更、2023年1月より、家族が感染者となり自身が濃厚接触者となっても生活分離ができない職員を除き、3日間に短縮した。

4　企業団の方向性〜地域包括ケアの構築とウィズコロナ時代の地域医療を守る〜

南和地域においては、医療・介護の資源が十分でなく、地域格差も大きい。そのため、企業団が中心となって医療提供のみならず、地域包括ケアシステムの構築に向けて在宅医療・介護連携の取り組みを継続・強化するとともに、さらなる人材育成を行っている。

コロナへの対応については、前述のように重点医療機関として医療圏を越えて入院診療を行い、企業団3病院で役割分担・連携による医療提供体制を構築した。救急外来では、全診療科医師と多職種、特に看護師配置の工夫などで対応するとともに、現在発熱外来棟を建設中である。医療再編により急性期機能を集約化したことでコロナの対応が可能であったが、急性期病床の逼迫とマンパワー不足のため地域の一般診療を制限せざるを得なかった。そのため近隣の医療機関、介護施設と役割分担・連携を強化することが重要であった。

南和地域の医療再編、さらに今回のコロナ対応から言えることは、地域医療構想実現に向けて、「第8次医療計画」に含まれる災害時や新興感染症の感染拡大時にも対応できるよう、経営効率化の視点のみで論じるのではなく、余裕のある急性期病床の運用と人員の確保が重要で、医療圏を越えた急性期医療と後方支援のあり方も検討する必要があるということである。

コロナ禍を踏まえて企業団の方向性としては、当院が「断らない救急」として、県立医大病院との緊密な連携下に、新興感染症を含め重症急性期患者を受け入れる機能をさらに向上させ、また、企業団3病院は入退院支援、介護連携、在宅医療支援などを充実させて、「面倒見のいい病院」としての機能を強化していくことが重要である。

松本昌美（まつもと・まさみ）

1982年3月　奈良県立医科大学医学部卒業
1986年7月　奈良県立医科大学附属病院　医員（第3内科）
1993年10月　奈良県立医科大学　助手（第3内科）
1997年9月　奈良県立五條病院中央臨床検査部　部長
1999年10月　奈良県立五條病院内科　部長
2006年4月　奈良県立五條病院　副院長　兼　附属看護専門学校長
2008年7月　奈良県立五條病院　院長
2016年4月　南和広域医療企業団　副企業長　兼　南奈良総合医療センター　院長

[役職など]
公益社団法人全国自治体病院協議会副会長、一般社団法人日本病院会常任理事・奈良県支部長、一般社団法人奈良県病院協会副会長

コロナ禍の3年を振り返って

佐久総合病院統括院長
渡辺仁

はじめに

邉見会長より、LMC5周年記念出版への執筆依頼が2023年の3月にありました。もともと始動が遅い人間であり、テーマ選定から迷っていましたが、5月21日に4年ぶりに第75回病院祭を開催して、文化活動という視点からコロナ禍を考える良いきっかけとなりました。

5月8日には感染症法で2類相当から5類に移行となり、今は感染に注意しながら社会経済活動を進めていくウィズコロナの時代です。まだコロナが収束した訳ではありませんが、私なりにコロナ禍の3年を振り返ってみたいと思います。

コロナ前の佐久総合病院グループ

佐久総合病院グループ（以下、佐久病院G）について簡単に説明します。コロナ前の2019年当時のグループ構成は、急性期及び高度専門医療に特化した佐久医療センター（450床）、一般診療と訪問診療、予防医療を行う、かかりつけ医機能を担う本院（309床）、そして地域に密着した医療を展開する小海分院（99床）があり、その他1診療所、7訪問看護ステーション、2介護老人保健施設（老

グラフ１　各年度の収支残高

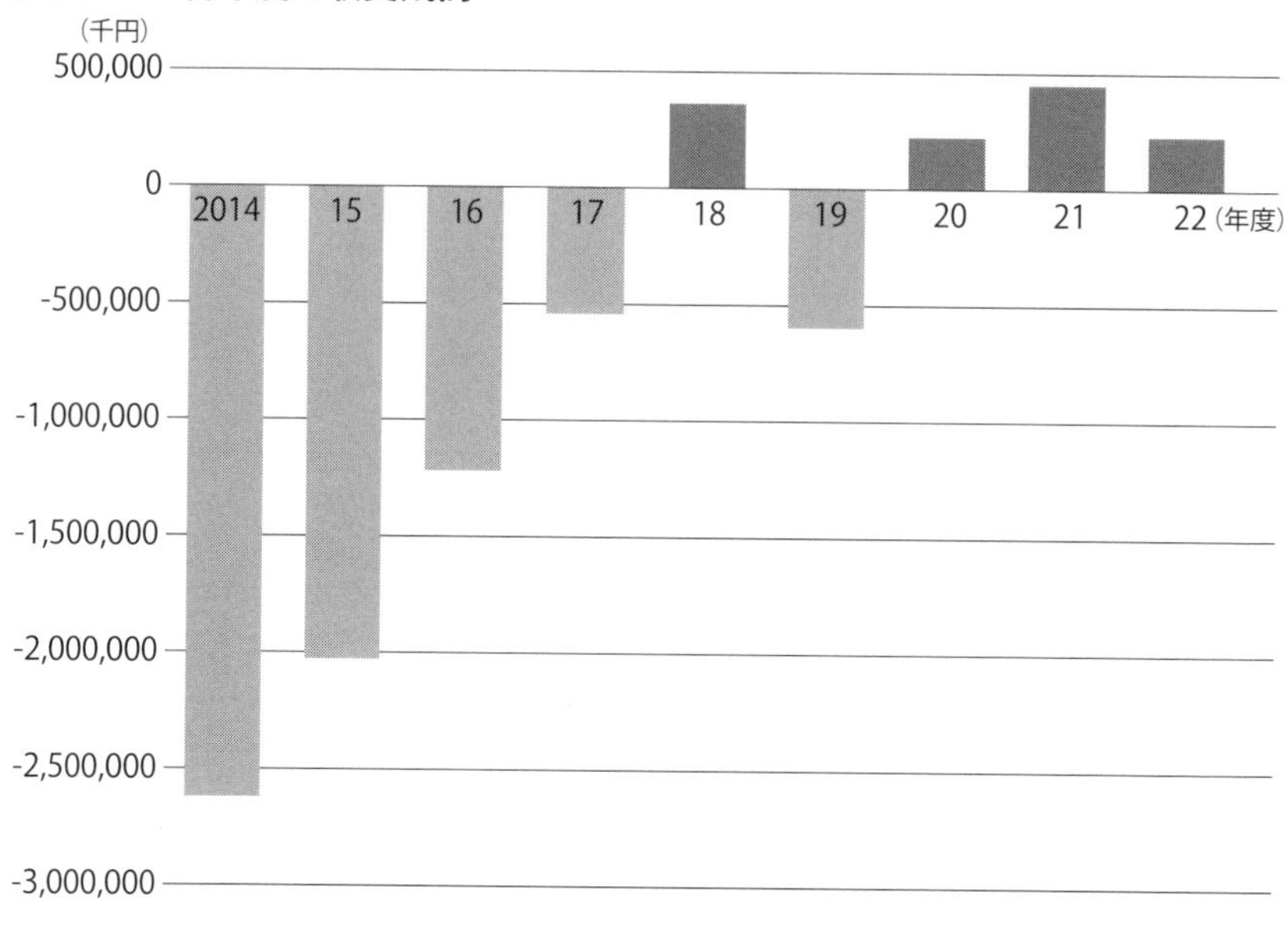

健）、１宅老所があり、さらに長野県厚生連健康管理センターと看護専門学校の運営を実質的に担い、南佐久郡南部地域では各村の国保診療所にも医師を派遣しております。またこの地域の各種福祉施設とも連携し、保健・医療・福祉の複合体として活動しております。従業員数は約２６００人であり、佐久地域最大の事業所です。

２０１４年に地域完結型医療を目指し、元の本院を、佐久医療センターと現在の本院に分割しました。これによってこの地域の機能分化と地域連携が進んだ反面、前例のない分割再構築の結果、予想以上に厳しい経営が続きました。

長野県厚生連の病院は、それぞれ独立採算制です。そして厚生連では、このような大事業を行っても５年連続の赤字（通常は２年連続の赤字）は許されない決まりがあり、５年目の２０１８年度に何とか黒字を計上することができました。

しかし、人口減少に伴う患者数減少が、佐久病院Gにおいても２０１８年から始まりました。２０１８年度の黒字（グラフ１）を受けて、何とかこのまま経営を安定させたいと願っていましたが、２０１９年度の後半、２０２０年1月15日に日本で初めて新型コロナウイルスの感染が確認されました。コロナ禍の始まりです。日本、そして世界が混乱の渦に巻き込まれました。

コロナ禍の3年間

佐久病院Gでは、グループ全体の第1回感染対策本部会議を２０２０年3月6日に開催しました。当時は、全く未知のウイルスであり、どの程度の感染力、致死率かもわからない状況でのスタートでしたが、病院が分割した時から3病院合同でオンライン会議を行っており、合同会議自体は比較的スムーズに行うことができました。最初の患者さんはダイヤモンド・プリンセス号からの搬送であり、佐久医療センターで受け入れました。

私は２０２０年4月1日から統括院長になりましたので、対外的な活動はオンラインでの会議のみとなり、感染対策と通常業務の維持運営に集中することができました。ただし、佐久病院の特徴でもある文化活動を一切できなくなったことは、後で述べますが病院運営において大きな痛手となりました。

佐久保健福祉事務所（以下、佐久保健所）や周囲の医療機関、医師会とは頻繁に情報交換を行っておりましたが、第3波で医療体制がひっ迫してきた時より、佐久保健所主催でＷＥＢ会議が始まりました。

さて、これから3年間の経過を振り返りますが、現場で実際に陣頭指揮をとっていた訳ではなく、病院管理者としての視点で書かせていただきます。日々悪戦苦闘していた職員の思いを十分に代弁できていないかもしれませんが、そこはどうかご容赦ください。

◆感染対策と対応の実際

感染対応は、佐久医療センターでは救急科医師、本院では総合診療科医師、小海分院では内科系医師が担当しました。本院、小海分院では屋外のテントも活用しましたが、冬季は極寒の地であり、暖房と換気の運用に苦慮しました。

また、感染拡大当初は、PCR検査に対応できる十分な体制が院内に構築されておらず、症例を絞っての対応にストレスが多かったと聞いております。何故PCR検査をしてくれなかったのかと、お叱りの手紙が直接私に届いたこともありました。

感染対策については、各病院のICT（Infection Control Team）が中心となって進めました。感染対策本部会議は、総務課が事務局であり、ICTと相談しながら会議の検討項目等を決め、会議で決まったことは院内ランの掲示板に挙げました。また、厚生労働省や県、保健所等から出される情報についても、逐次院内ランに掲載していましたが、情報量が多くスレッドの整理・更新に苦労していたようです。

物品管理については、業務課が担当しました。2020年の春から夏にかけて、マスクや手袋、ガウンの調達に苦労したようですが、その後は大きな問題はありませんでした。不足していた当時から、地元の企業や地域の婦人会、各種団体などからマスクや手袋等をご寄贈いただき、改めて地域とのつながりに感謝した記憶があります。また保育園や幼稚園、小中高生からもたくさんの応援メッセージが寄せられ、職員の大きな励みになりました。

2022年度、感染力が強いオミクロン株による第7波、第8波の時に、病棟のクラスターと老健のクラスターを経験しました。感染者として、また濃厚接触者として休まざるを得ない職員も多数となり、佐久医療センターでは、約2週間、予定手術を5～6割に制限して対応しました。また、老健の認知症対応のフロアでは、感染対策の徹底は非常に困難であり、入所されている利用者さんのほぼ全員が感染されるまで収束させることができませんでした。

◆職員への対応

第1回感染対策本部会議で決定した、職員の移動制限や昼食時の黙食、会食の禁止等の規則は、2023年5月8日に新型コロナウイルス感染症が5類に移行するまで、ほぼ同様の形で継続しました。職員への教育は、診療報酬の加算上必須の勉強会として配信アプリを利用して行いましたが、特に重要視したのは体調が少しでも悪ければ出勤しないことの徹底です。この3年間は、「ウイルスを病院に入れない」というスタンスで取り組みましたので、職員にかなりの負担をかけたと思っております。感染者に対応せざるを得ない高齢の医師が、1年近く家族と離れて自宅近くのアパートを借りて生活していたことを後で知り、改めてコロナ禍がもたらした負荷の大きさを知ることになりました。

感染拡大当初、発熱外来や感染者受け入れ病棟を担当する職員には、肉体的にも精神的にもかなりのストレスがかかったことが報告されております。当院でも、産業医や保健師が中心となり、ストレス度と具体的に困っていることをアンケート方式で集計しましたが、やはり予想通りの結果でした。ストレス度が高い看護師には個別に対応しましたが、多くの職員にカウンセリング等の対応ができなかったことを深く反省するとともに、今後の課題と認識しております。危険手当として担当日数に応じた手当を支払いましたが、十分な対応とは思っておりません。

特筆すべきは、佐久医療センターの感染者受け入れ病棟で行われたQCサークル活動です。スタッフが感じている、ＣＯＶＩＤ-19患者対応への不安、そしてゾーニング時の対応に対する不安を半減することを目標に活動した報告です。正しく理解した上で統一したマニュアルを作成することで目標が達成されましたが、２０２２年1月22日のオンライン発表会（合計18サークルが参加）では、大きな拍手を受け、講評者が思わず涙ぐむ姿がとても印象的でした。そしてこの発表に多くの職員が勇気と元気をもらいました。

◆連携

感染が報告された当初より佐久保健所が中心となり、佐久地域の感染コントロールを行ってきました。第2波（２０２０年7～9月）までは比較的落ち着いていましたが、第3波（２０２０年10月～２０２１年2月）の時は、この佐久地域でも医療体制がひっ迫してきました。そこで２０２１年１月８

日、佐久保健所主催で、関係する病院、医師会、そして消防本部がWEB参加する「新型コロナウイルス感染症患者の受け入れ状況等に係る連絡会議」が始まりましたが、1月14日には、長野県全域に「医療非常事態宣言」が発令されました。

会議は週1回、金曜日の夕方を定例としましたが、感染状況によっては週2回の開催になることもありました。それぞれの病院が確保ベッド及び入院状況（表1、2、3参照）を報告することで、週末の患者受け入れの可否を率直に相談することができました。コロナ禍によって、地域の医療機関の連携がより深まったことは大きな収穫でしたが、第7波、第8波の時には、救急搬送困難事例が多くあったことも確かであり、第9波に備えての体制整備が大きな課題です。

本院、医療センターとも感染拡大の状況及び長野県からの要望に応じて増床を行いました。院内でクラスター発生時には、ゾーニングを徹底して一般病棟でも対応することにしました。

3年間の中でも2022年度の入院数が多く、第7波、第8波の時は、病床利用率が100％を超える状況がしばらく続き、他の圏域に入院を依頼する事態となりました。

◆文化活動

当院は、病院理念の中に「……医療および文化活動をつうじ……」という文言があるように、文化活動を病院運営の柱の一つとしております。特に、地元のお祭りである「小満祭（こまんさい）」と一緒に行う病院祭は、戦後間もない1947年（昭和22年）より開始した当院文化活動の象徴的な活動ですが、コロナ禍により2020年より3年間、従来型の対面で行う病院祭を中止せざるを得ませんでした。

実は、コロナ禍以前より、病院祭の開催についてその意義が問われていました。多くの職員が参加して作る病院祭でしたが、2014年の分割再構築より、職員が集まることが物理的に難しくなってきたのです。地域との交流以外に職員間の親睦を図ることが病院祭の大きな目的でしたが、分割再構築後はそれが困難となり、どのように行っていくか模索し

表1

確認時期	佐久圏域受け入れ可能病床数		
	軽症〜中等症	重症	計
2021年1月当時	29	2	31
2023年1月当時	59	4	63

表2

確保病床 （2023年1月当時、第8波対応時）			
	軽症〜中等症	重症	合計
本院	12	0	12
佐久医療センター	11	4	15
小海分院	1	0	1
合計	24	4	28

表3

入院延べ患者数合計 （2020〜2022年度）		
本院	346	262（2022年度）
佐久医療センター	473	329（2022年度）
小海分院	42	42（2022年度）
合計	861	633（2022年度）

ている時にコロナ禍が始まりました。

　病院全体でコロナ対応を行っている時に病院祭の話をすることには、実際、反対意見も多く聞かれました。一方、佐久病院G全体のつながりに、コロナ禍でさらに危機感を持っていた職員が一定数いたのも確かであり、２０２２年秋から感染状況に応じた開催方法を有志が集まり検討を進めてきました。

　久しぶりの病院祭準備であり、様々な困難もありましたが、幸いにも感染が落ち着き、新型コロナウイルス感染症が5類に移行となった２０２３年5月21日、4年ぶりとなる第75回病院祭を開催することができました。病院内施設の使用をかなり制限しましたが、一日としては過去最高の1万１０００人を超える入場者があり、大変盛り上がりました。

　このコロナ禍によって、人と人、病院と地域とのつながりの大切さを改めて思い知るに至り、ウィズコロナ時代の新たな病院祭、そして文化活動を模索していきたいと思っております。

◆経営上の課題

　改めて１０８ページのグラフ1をご覧ください。２０２０年度以降の3年間の収支は見かけ上は黒字ですが、コロナ補助金や物価高騰に対する助成金を除く医療損益は、日本の多くの病院と同様、明らかに赤字でした。人口減少が確実に進むこの地域で、２０１９年以降の赤字をどのように抑えていくのか真剣に検討すべき時に、コロナ禍が始まりました。

　コロナ患者の受け入れ病床を確保しつつ通常診療を行うことを心掛け、第6波までは診療制限を行わず運営することができました。しかし、第7波の時に患者数の急増とともに職員が感染または濃厚接触者となり休まざるを得ない状況が生まれ、短期間ですが診療制限を行いました。ウィズコロナからポストコロナに備え準備をしなければという思いはありましたが、実際には目の前の対応に追われ、それどころではなかったというのが本音です。２０２３年度は、当初から厳しい収支状況となっております。

振り返りの最後に

コロナ禍の３年間を振り返って、まずは中間報告のつもりで書いてみました。第９波の影がちらつく現在、総論的な文章はまだ早いと思いますし、自分としても十分咀嚼（そしゃく）できておりません。そして多くの医師がそうであるように、私も医師になって40年近くになりますが、感染症による本格的なパンデミックを経験したのは初めてです。大変な状況ではありましたが、ＳＡＲＳ等の経験が国においても十分生かされていなかったことが露呈した訳であり、早急の体制整備が望まれます。

国には、医療が社会的共通資本であることを再確認していただき、新興感染症への対応も含めて、今後の社会保障制度全体を考えていただくことを切に望みたいと思います。２０２４年度はトリプル改定（診療報酬、介護報酬、障害福祉サービス等報酬）が控えています。

そうはいっても、医療の現場は一日たりとも休むことはできません。２０２４年４月から医師の働き方改革が始まり、２０２５年は地域医療構想元年に当たりますが、国の対応が早々変わる訳ではありません。ある程度の感染拡大と付き合いつつ、患者数減少に対して経営を安定化させ、持続可能な医療体制を構築することは、私たちに課せられた重要なミッションです。

２０２３年度、佐久病院Ｇでは、２つの目標を掲げました。①すべての職場で業務改善を行い、時間内に仕事を終了すること、②働きやすい職場とするため、あらゆるハラスメントを撲滅することです。前述しましたが、コロナ禍で精神的にも肉体的にも大変ストレスがかかる状況の中、ＱＣサークル活動を行った職場が多数あったことは、佐久病院Ｇの誇りであり財産だと思っており、一歩一歩進められると信じています。

そしてもう一つ大切なことが文化活動の推進です。コロナ禍が、結果的にＤＸ化を推進したことは収穫ではありますが、人と人、そして地域とのつながりが希薄化したことは大変憂慮すべき事実です。

これからは、多職種が連携しながら、患者さんやご家族も含めた地域包括ケアシステムを構築していく時代です。医療だけでなく、大きな枠組みで地域を考えていく必要があり、そこに文化活動は絶対に欠かせない要素だと思っております。４年ぶりに病院祭を開催して多くの職員が実感したことです。

厳しい時代ですが、21世紀における「農民とともに」の形を模索しながら、少しでも希望をもって進んでいきたいと思っております。

拙い文章に最後までお付き合いいただき、心より感謝申し上げます。今後ともどうぞよろしくお願いいたします。

渡辺 仁（わたなべ・ひとし）

最終学歴　昭和61年３月　群馬大学医学部卒業
昭和61年６月　群馬大学医学部附属病院　脳神経外科　勤務
昭和62年６月　佐久総合病院　脳神経外科　勤務
昭和63年６月　山梨県立中央病院　脳神経外科　勤務
平成元年６月　埼玉県立がんセンター　脳神経外科　勤務
平成２年９月　近森病院　脳神経外科　勤務
平成３年９月　群馬大学医学部附属病院　脳神経外科　勤務
平成３年12月　前橋脳神経外科病院　勤務
平成４年２月　群馬大学医学部附属病院　脳神経外科　勤務
平成４年９月　佐久総合病院　脳神経外科　勤務
平成９年４月　佐久総合病院　脳神経外科　医長
平成19年11月　〃　副診療部長
平成22年４月　〃　診療部長
平成26年３月　〃　佐久医療センター　院長
令和２年４月　〃　統括院長

僻地小規模病院におけるCOVID-19診療の記録

天草市立栖本病院 院長
水流添 覚

2020年1月に始まった我が国のCoronavirus Disease 2019（以下、COVID-19）流行は程なく全国に広がり、地方でも多数の感染者が発生する事態となった。私が勤務する天草市立栖本病院は熊本県天草市にある極めて小規模な病院であるが、「住民が必要とする医療を提供する」という自治体病院の基本理念に従いCOVID-19診療を実施した。過去に経験したことのなかったパンデミックへの対応の記録を残すことは、今後の同様の事態への対策を立てる上で大変重要と思われるため、当院が如何にCOVID-19に対峙したかをこの場をお借りして記させていただいた。ただし流行の当初は手探りであやふやであった点も多いため、最終的に確立した運用を中心に記録した。

天草市および天草市立栖本病院について

天草市は熊本県西方の天草諸島に位置する。諸島を構成する島のうち主要な2島（上島、下島）は架橋により本土と繋がっているが、県都である熊本市へは車で約2時間を要する。市の面積は約684㎢と広大で、東京都23区とほぼ同じである。広大な面積をカバーする意味もあり市には4つの市立病院と

3つの離島診療所が存在し、当院はこの4病院の一つである。当院は栖本町、倉岳町といった市の東部エリアを主な診療圏とするが、ここは市の中でも過疎化が進んだ地域の一つで、エリアの人口は6000人程度である。

当院は1954年に結核病床120床を有する療養所として開設された。開設当初は結核診療が主体であったが、その後、疾病構造の変化に応じて一般病床の新設と結核病床の段階的縮小を実施してきている。現在は一般病床（回復期）24床、結核病床20床で、診療科は内科、糖尿病内科、呼吸器内科、整形外科、リハビリテーション科を標榜(ひょうぼう)する（写真1）。

以前は栖本町立の病院であったが、平成の大合併による天草市の誕生と同時に天草市立に改組された。県内で最も小規模な病院の一つで、職員数も常勤医師2人、看護師22人、職員総数47人と少人数であり、大学病院からの医師派遣など非常勤医師の力を借りながら運営を行っている現況である（以下、数字はすべて令和5年4月1日時点）。

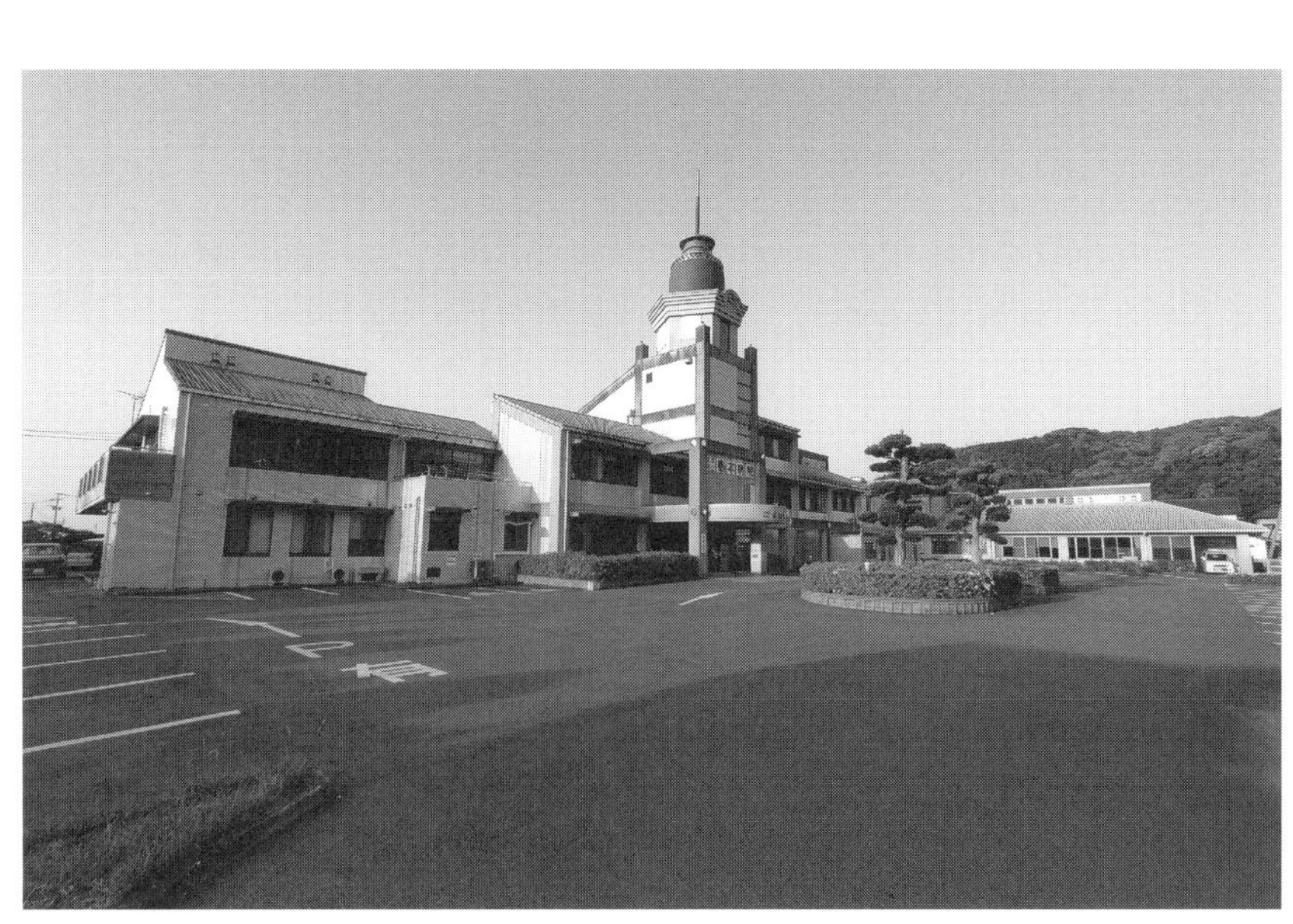

写真1　当院の外観
屋上に太鼓のオブジェがある建物が外来・一般病棟で、右奥側の建物が結核病棟

ＣＯＶＩＤ-19診療の記録

①発熱外来と一般外来

当院では従来、外来診察室の一室を発熱患者の診察にあてていたが、ＣＯＶＩＤ-19の流行以降は発熱患者が建物内へ立ち入ることを制限し、自家用車内あるいはプレハブの臨時発熱外来での診療に切り替えた（写真２）。〈発熱外来でのＣＯＶＩＤ-19検査件数　１６２９件〉

一般外来は、電話診療や長期処方などで患者が来院する回数をコントロールすることにより感染リスクの軽減を図った。診察室は季節を問わず窓による換気を徹底し、また対面診療では自作した可動式パーテーションを設置して飛沫感染対策とした。

②トリアージ外来

天草圏域（天草市、上天草市および天草郡苓北町）では天草保健所を中心として、非常に有機的なＣＯＶＩＤ-19診療連携体制が構築された。

連携の一つとしてトリアージ外来の運用がある。これは入院を要する患者を的確に選別することを目

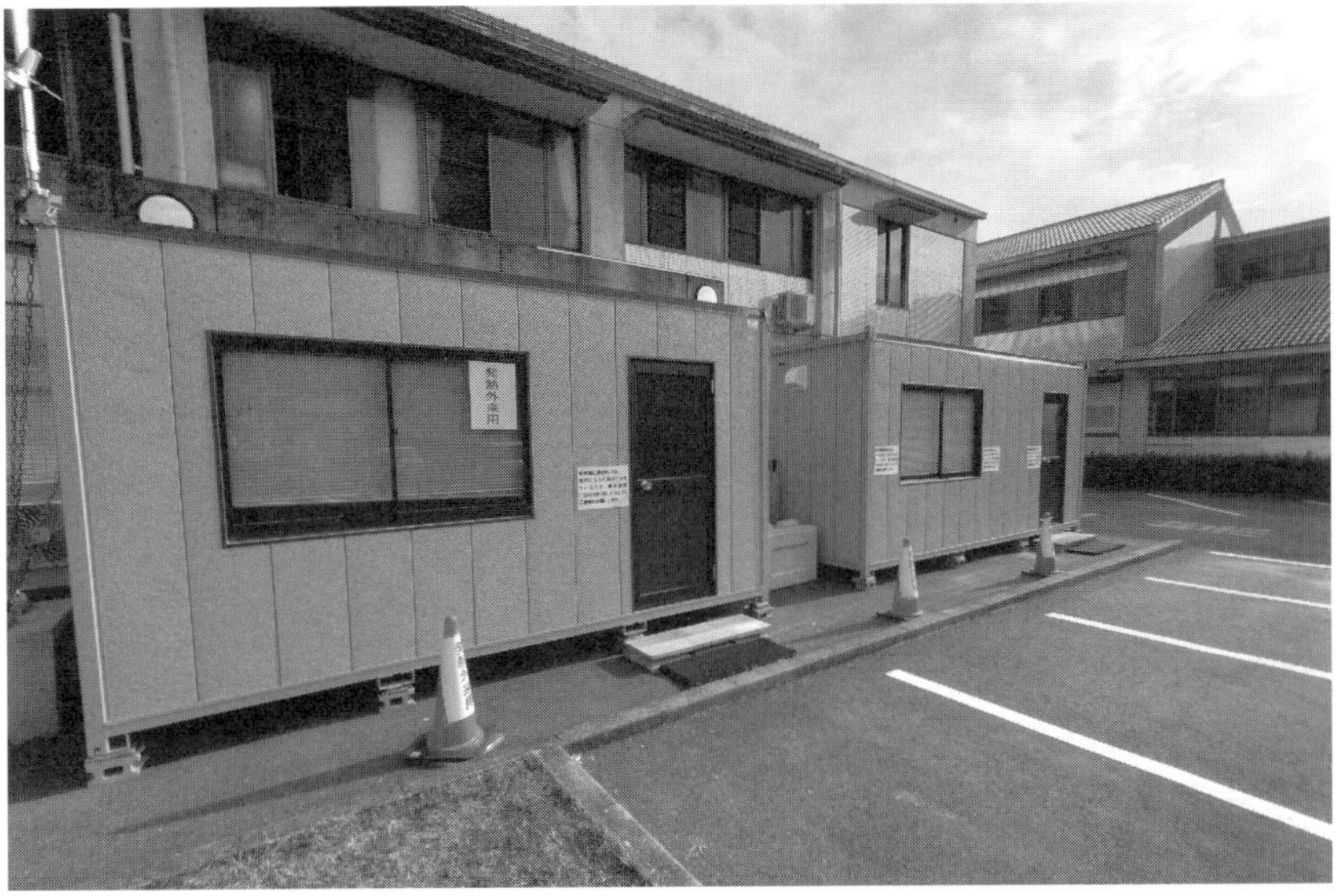

写真２　発熱外来
発熱患者はプレハブ内あるいは発熱外来前駐車スペース（車内）での診療を行った

的に実施されたもので、圏域の医療機関から提出された発生届をもとに入院の必要性が疑われる症例を保健所が選別し、トリアージ医療機関への受診を勧奨するシステムである。

当院を含め圏域の8医療機関がトリアージを担当し、入院を要すると判断した場合には保健所を通じて入院に繋げた。休日のトリアージは輪番制で運用された。当院では保健所から依頼があったトリアージ対象者についてはほぼ全例胸部CT検査と血液検査を実施し、入院の要否の判定を行った。一般外来患者や予防接種者との接触を避けるため、トリアージは診療や予防接種が終了した夕刻に実施する時間的分離で対応した。〈トリアージ実施件数　277件〉

③受託検査

COVID-19流行の初期は、PCR法などの遺伝子学的検査が感染判定の主流であったが、個人の医療機関などでは検査機器の導入は容易ではなかった。また当地は九州の西端に位置していることから、遺伝子検査を受託している大都市の企業まで検体を送付して結果が出るまでに時間を要するため、企業への委託は現実的ではなかった。行政検査はあるものの十分なキャパシティとは言えない状況であり、検査が滞る懸念があった。

この問題を解決すべく、自院での検査が困難な医療機関から、遺伝子検査機器を有する医療機関に検体検査を依頼する当圏域独自の連携システムが天草郡市医師会を中心として確立された。当院も小規模なPCR検査機器を導入して近隣の医療機関からの検査を受託した。特に抗原定性検査が主体になるまでの期間は非常に有用であったと思われる。〈受託検査件数　714件〉

④予防接種（ワクチン）

今回の予防接種は季節性インフルエンザ予防接種をはるかに超える患者数を短時間に終わらせる必要があったが、当院は前述したように医療従事者の数が少なく、また予防接種者の待機スペースを診療待合室以外に設けることは不可能であった。そのため予防接種を行う期間は、午後の外来診療と救急診療を制限し、その時間の診療能力をほぼすべて予防接種に充てた。〈予防接種実施数　のべ9231回〉

⑤COVID-19入院診療と一般病床の管理

国内でCOVID-19感染が確認された早い段階から、天草市病院事業管理者の指揮のもと天草市立4病院間で検討を重ね、当地で流行が起こった場合にはまず当院がCOVID-19入院診療を担うことを取り決めた。COVID-19診療を1病院へ集約し、他の3病院（牛深市民病院、新和病院、河浦病院）ではCOVID-19以外の診療を確実に継続するためであった。当院が選ばれた理由は、前述のように結核病床を有し感染症診療に最も適していると考えられたためである。

当院の結核病棟は一般病床や外来からは完全に独立した建物で（118ページ、写真1）、COVID-19患者の空間的分離には理想的な構造であった。当院の結核病床にはこれまで陰圧設備がなかったが、国の新型コロナウイルス感染症患者等入院医療機関設備整備事業補助金等を使用させていただき、全室（4人部屋4室、2人部屋2室）に簡易陰圧装置を整備することができた（次ページ、写真3）。加えて病棟改修を実施し、各病室内にシャワーとトイレを設置した。これにより患者が病棟内廊下へ出る必要性がなくなったため、棟内のゾーニングがさらに確実になった。

また、結核病床は1階にあり各病室の掃き出し窓を通じて屋外と出入りできるため、入退院の際も第三者と全く接触することがないことも利点の一つであった（次ページ、写真4）。COVID-19患者を入院させることに伴い結核患者の入院治療を継続することは困難となったが、結核患者の治療継続について熊本市内の結核診療機関との事前調整を行っていたため、結核患者の転院は円滑に行えた。

院内感染のリスクを極力減らすため、医師は常勤医師2人のうちの1人だけをCOVID-19病棟担当とし、他の医師は緊急時以外はCOVID-19病棟へ立ち入らないこととした。看護師もCOVID-19病棟勤務者は、一定の期間は専属とし、出退

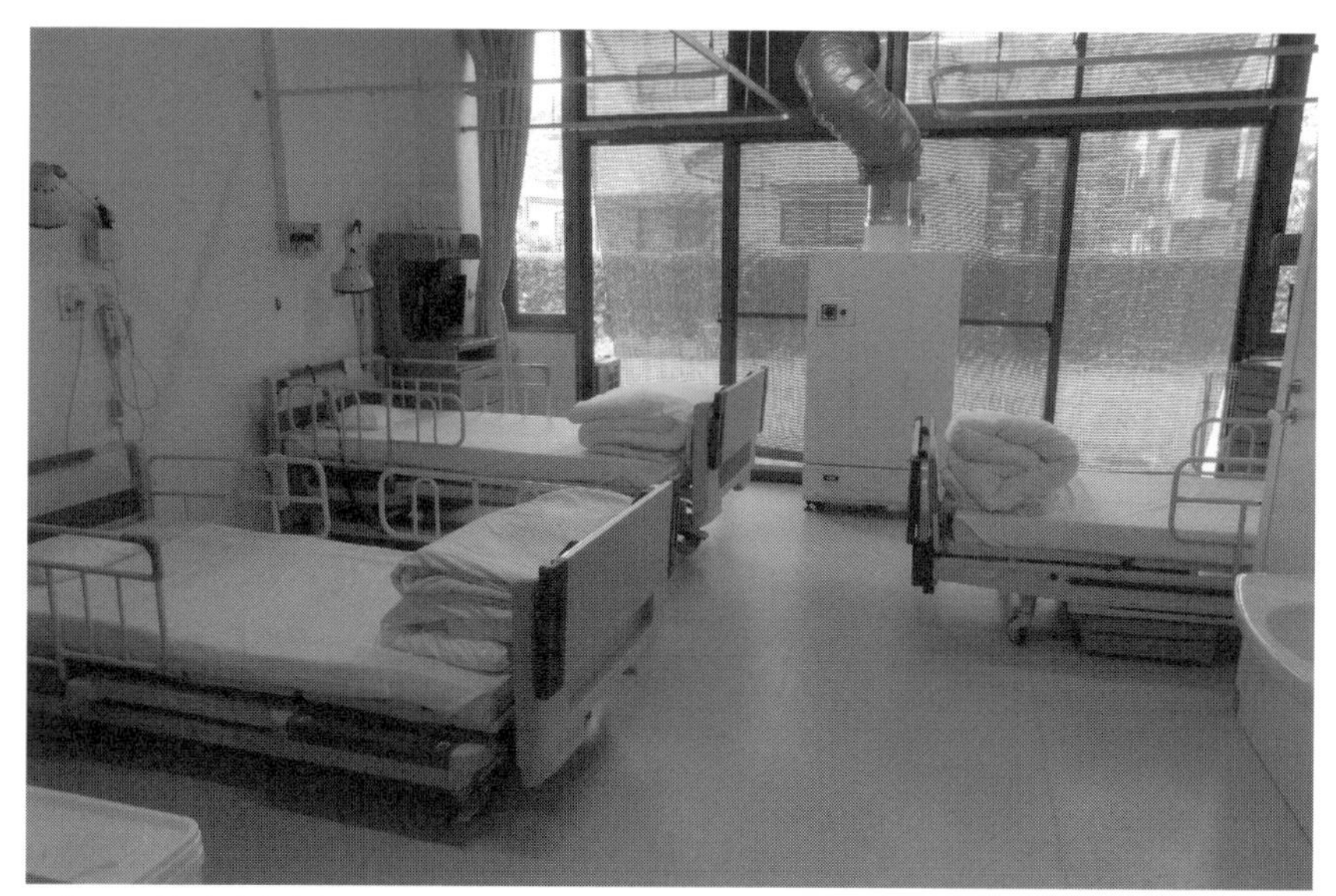

写真３　結核病棟病室内
各病室に簡易陰圧装置、シャワー、トイレを設置した

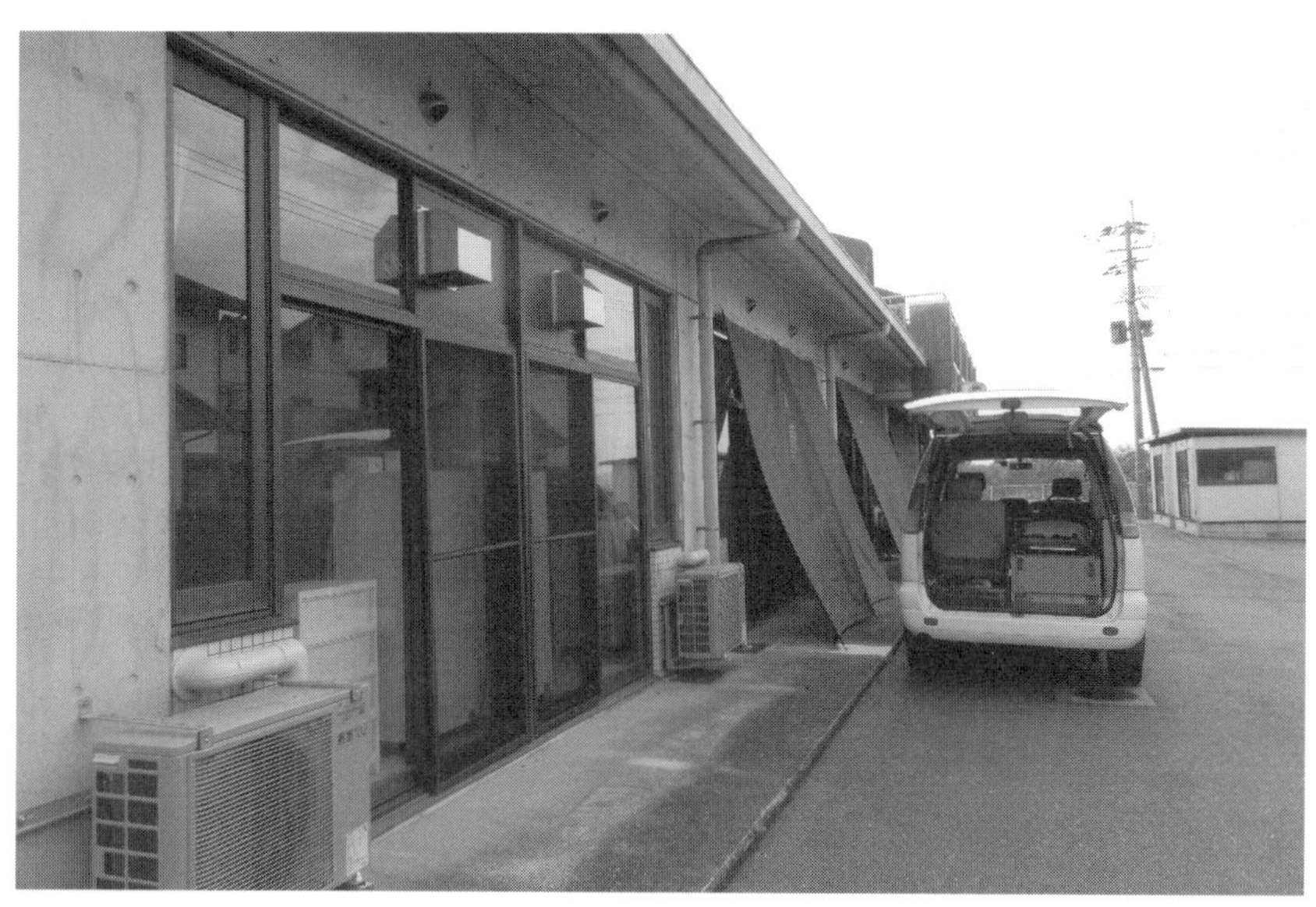

写真４　結核病棟裏側
各病室には掃き出し窓があり、この窓を通じての入退院が可能である

表1　流行波ごとのCOVID-19入院患者の状況

	入院患者数（人）	平均年齢（歳）	平均在院日数（日）	中等症以上の割合（%）
第1波	0	—	—	—
第2波	0	—	—	—
第3波	11	45.6	10.1	54.5
第4波	12	46.0	12.8	75.0
第5波	18	40.0	9.8	66.7
第6波	92	62.4	7.7	32.6
第7波	14	67.8	8.1	57.1
第8波	36	86.0	13.2	38.9

勤の動線も一般病棟看護師とは分離した。当院の看護師のみでは人数が十分でなかったが、天草市立病院群の協力体制の結果、ＣＯＶＩＤ-19診療立ち上げの際に他の３病院から当院へ看護師を派遣いただくことができた。また病棟機能の充実のために検査・診療機器や防護服など、物的な面でも多大な支援をいただいた。

治療の実際や職員の防護については厚生労働省『新型コロナウイルス感染症（ＣＯＶＩＤ-19）診療の手引き』に従った。当院の入院診療の実績を表１に示す。各流行の期間は国立感染症研究所の報告を参考にした[1]。また第７波には病棟の改修により入院診療を休止していた期間が含まれている。

流行の波を比較すると、当院の入院患者が最も多かったのはＳＡＲＳ-ＣｏＶ-２ウイルス株の主体がオミクロン株に置き換わった第６波であった。中等症以上の患者が最も多かったのはアルファ株が主体の第４波で、患者の平均年齢は比較的若いにもかかわらず、平均在院日数は２番目に長かった。オミクロン株に置き換わった後は、中等症以上の患者は減ったものの高齢者が多くなり、特に第８波の入院患者は著しく高齢で、患者の介護に難渋することが多かった。

重症患者については施設の規模や気管挿管、人工呼吸器管理の習熟の点から当院で治療を行うことは難しいため、圏域の高次医療機関に依頼した。一方、維持血液透析を実施中の中等症Ⅱ患者の入院治療を数名引き受けた。当院には透析設備がないため、当院で入院治療を行いつつ、かかりつけ透析病院の外来で透析を行う方式とした。

一方で、平時よりも多くの看護師を結核病棟のほうへ配置する必要があったことから、一般病棟では看護師が不足し、入院を制限せざるを得なかった。

ＣＯＶＩＤ‐19の感染力は極めて強く、医療従事者は家庭内など日常生活においても常に感染するリスクがあった。実際に職員数名が家庭内で感染し、規定の期間休業する事態となった。いつ感染してもおかしくない状況であるため、職員は〝自分もすでに感染しているかもしれない〟という意識で業務に当たるとともに、一般病棟の勤務者にも患者対応中にはＮ95マスクを着用させた。

一般病棟でＮ95マスクを着用したのは、患者からの感染リスクを抑えるというよりは、医療者から患者へ感染させるリスクを少しでも軽減するためである。東京大学医科学研究所の河岡らの報告では、Ｎ95マスクはウイルスの吸い込みを抑える働き以上に、ウイルスの吐き出しを強力に抑制して、対面する人への暴露量を減らす効果が高いことが示唆されている。[(2)] 職員のＣＯＶＩＤ‐19感染の定期的なスクリーニング検査は実施できなかったが、現時点まで院内感染は一例も発生しなかった。

省察

前述した通り、今回は事前に調整を重ね天草市立4病院の連携体制が良く機能していたため、ＣＯＶＩＤ‐19診療導入は非常に円滑であった。特に各病院から看護師を派遣いただけたことで、入院診療は比較的余裕をもって開始することができた。

今回の当院での診療で良かった点は、現在までのところ院内感染の発生が1件もないことである。当院は独立した結核病棟を有しており、ゾーニングを実施しやすい構造であったことも要因の一つと考える。病院の規模は人員的にも構造的にも極めて小さいため、画像検査やトリアージ診療、さらには予防接種などで一般患者との切り分けに苦慮したが、時間的分離を多用することで乗り切った。

一方、新型コロナウイルスが変異して感染力が増強した結果、感染の波を重ねるごとに患者数は増加し、当地でもパンデミックの様相となって入院患者は激増した。病床数確保のため他の市立病院もＣＯＶＩＤ-19入院治療を受け入れる方針に切り替わったことから、他の市立病院から当院への看護師派遣は難しくなり、第6波途中からは当院職員のみでの病棟運営になった。

今回のような全国レベルでの患者急増時には、当然ながらすべての医療機関に負荷がかかっているため、他施設からの人的支援を得ることはまず困難と考えねばならない。すなわち今回のような感染症に対する業務計画では、流行の程度に応じた段階的変更を要するが、特にパンデミック時は自院が保有する資源で完結できる内容を基本にすることが肝要であると実感した。

以上、この3年間の当院でのＣＯＶＩＤ-19診療の実態を記録した。この記録を将来訪れるであろう同様の災害への対策に生かしたい。

謝辞

天草市立病院のＣＯＶＩＤ-19診療を統率いただいた竹中賢治・天草市病院事業管理者、看護師派遣など多大なご支援をいただいた松崎法成・牛深市民病院長、濱﨑豊・新和病院長、中川和浩・河浦病院長をはじめとする天草市立病院関係各位にこの場を借りて厚く御礼申し上げます。また、リスクを厭（いと）わずＣＯＶＩＤ-19診療に当たった当院の全職員に深く感謝いたします。

【参考文献】

(1) 大谷可菜子、神垣太郎、髙勇羅、山内祐人、鈴木基（2022）「日本における新型コロナウイルス感染症の流行波ごとの性

別・年齢的特徴の疫学的検討」IASR, No.43, pp.273-275

（2） Ueki H, Furusawa Y, Iwatsuki-Horimoto K, Imai M, Kabata H, Nishimura H, Kawaoka Y (2020). Effectiveness of face masks in preventing airborne transmission of SARS-CoV-2. mSphere 5: e00637-20

水流添 覚（つるぞえ・かく）

１９９２年３月　熊本大学医学部卒業
１９９２年６月　熊本大学医学部附属病院代謝内科　研修医
１９９３年６月　荒尾市民病院内科　医員
１９９４年４月　熊本大学大学院医学研究科　入学
１９９８年３月　同　修了
１９９８年６月　米国ハーバード大学ジョスリン糖尿病センター研究員
２０００年10月　熊本大学医学部附属病院代謝内科　医員
２００５年９月　熊本大学医学部附属病院代謝・内分泌内科　助教
２０１１年１月　同　講師
２０１１年４月　天草市立栖本病院　院長（現職）

ケアミックス型病院におけるCOVID-19クラスターの経験

医療法人信愛会日比野病院 院長
木矢克造

1　はじめに

COVID-19は、2023年5月8日より、感染症法の2類相当から5類感染症に移行した。それに伴い、対応が大きく変わることになった。しかしSARS-CoV-2の流行については、今後とも注視が必要である。この度、地方の中小規模民間病院で経験したCOVID-19クラスターの実態を通し、医療・介護の課題について言及する。

まず当院の特徴である。当院は、広島市の中心部周辺にある安佐南区という緑豊かな丘陵地帯に位置している。病床数は146床（1F：医療療養42床、2F：一般38床・地域包括ケア13床、3F：回復期リハビリテーション53床）で構成されたケアミックス型病院である。1979年に脳神経外科の単科救急病院として設立され、現在、介護系の関連施設も法人内に有している。高度急性期病院からの転入や地域救急からの入院を扱い、在宅・施設への橋渡しを行っている。

当院の患者は、脳疾患を中心とした要介護高齢者が多い。1Fでは、頻回の喀痰吸引が必要な寝たきり患者も多い。3Fでは、重度障害者に対する起立訓練や摂食嚥下訓練も提供しており、患者とリハビリスタッフとの密着度は高い。平均病床利用率は93%前後で、病院内の余裕スペースは少ない。このような状況下で、ＣＯＶＩＤ-19の大規模な院内クラスターを2回ほど経験することになった。

2　院内クラスターの経緯

1回目の院内クラスター

最初の院内クラスターは第6波のオミクロン株BA.1の時で、２０２２年1月10日が始まりであった。発生当初からコロナ対策会議は動かしていたが、初めての経験であり、ＢＣＰを手探りで作るようなものとなった。

最初は陽性者の把握に手間取った。それまでＣＯＶＩＤ-19は2Ｆで散発していた。ところが3Ｆの回復期リハビリテーション病棟にて、急に発熱者が続出してきた。当院はＰＣＲセンターに検査を依頼しており、結果が出るまで数日を要していた。そして、いきなり職員・患者合わせた24名が陽性と判明した。

その後は病棟の出勤者不足が深刻となった。区保健センターの指導により、3Ｆスタッフの16名が濃厚接触者と判定、自宅待機となったため、出勤者は激減した。病棟のスタッフ不足に対して、救急外来を中止、外来看護師が病棟に回った。その間にも3Ｆは病棟全体がほぼレッドゾーンとなり、リハビリスタッフが患者ケアを手伝った。程なくして濃厚接触者の自宅待機の期間緩和が発表されたのは、大きな助けであった。病棟内ではコホーティングとゾーニングの変更を試行錯誤で繰り返した。その都度、病棟スタッフは重い床頭台を運びながら患者移動を余儀なくされていた。ＰＰＥ着脱も不慣れであり、自分も罹患するのではと危惧しながらの疲労困憊（こんぱい）する日々が続いた。

クラスター発生から18日目になり、やっと感染封じ込めの目処が立ってきた。事態収束への道筋を手探りながら探ることになった。その間、3Ｆの高齢障害者はフレイルやサルコペニアが進行していた。リハビリスタッフには、ＰＰＥ装着下でなるべく早くリハビリテーションを開始するよう伝えた。

その後、感染者の隔離解除や退院に伴う空床の埋め合わせのため、COVID-19治療後など、高度急性期病院からの患者の受入れを計画的に開始した。クラスター収束までは28日間を要し、感染者は計70名（患者46名、職員24名）、死亡患者は転院先死亡を含め4名（9％）となった。

2回目の院内クラスター

次は第8波の時である。オミクロン株BA.5の感染力の強さをまざまざと見せつけられることになった。

2022年12月5日、3Fで数名の発熱者がみられ、9名の感染が判明した。その後1週間で3Fの職員・患者共に感染者は急増、一気に71名に達した。その間、筆者自身も感染してしまい自宅療養を余儀なくされた。自分の感染経路は、医局内で、コロナ陽性が判明したばかりの医師と、互いにマスクごしながら2分程度話したことであろうか。他の医師も感染したが、換気の良い席の医師は感染していなかった。

さらに次の2週間は2Fに感染が波及、12月末からはついに1Fにまで、1週間ほどで感染が広がった。その結果、計163名（患者96名、職員67名）が感染者となり、クラスターの収束までに47日間を要した。急速に感染が拡大し、次々と各病棟を襲いながら急に収束していく様子が、まるでジェットコースターのようで目まぐるしかった。

それでも2回目クラスター時の管理は、初回の経験を少しは活かせたものであった。初回苦労した病棟スタッフ数は、濃厚接触者に該当する職員の減少、陽性職員の自宅待機期間の短縮や、多職種によるスムーズな協力により、大きな支障を来すまでには至らなかった。院内クラスター拡大期におけるコホーティングやゾーニングの考え方は、個室が限られるため発病者に合わせた病室単位に切り替え、収束期になり計画的な病棟管理とした。

2回目クラスターでは、感染者数の増大に伴いコロナ関連死亡者も増加し、計11名（11％）が当院で死亡した。死亡数日前から急に症状が悪化、発症後平均8・9日の死亡であった。死因としてCOVID-19肺炎によるARDS（編集注：急性呼吸窮迫症候群）は少なく、二次性感染や血栓塞栓症などがみられた。特徴的なことは、医療療養の1Fにおける致死率が24％（通常時の1F死亡率は3・5％）と、他の病棟に比べ倍以上に高くなっていたことである。85歳前後の高齢者で、車椅子か終日臥床、経口摂取は不能で注入食のみ、低栄養で基礎体力が極端に低下した人が多かった。最重度の要介護高齢者の死亡リスクは、特に高くなることが推定された。

当院では、これで職員の約60％が一度は感染したことになった。小規模なケースを合わせ計4回、クラスターが生じていたが、いずれも職員からの持ち込みの可能性が高かった。発症時の診断時間の遅延は反省点であり、短時間で結果が判明する自前のPCR検査を増設した。

5類感染症に移行したことで、院内感染はより急速な感染拡大に繋がる危険性を孕（はら）んでいる。日頃からの標準的予防策の徹底のもと、有症者の早期の発見・診断・抗ウイルス薬投与などの初動、拡大初期の管理を重視している。

3　COVID-19が与える病院運営・経営への影響

COVID-19の院内クラスターは多くの病院で大なり小なり経験があろう。その折には日常業務が急に変化するため、組織的で迅速な対応が必要となる。病院経営の観点からは、院内感染拡大のピークアウトを見計らい、感染を防ぎながら収束期の空床数をいかに早く減らして病床利用率を保つか、さらに通常の医療機能に戻すかがポイントになる。SARS-CoV-2の特性の解明や診断・治療の整備に伴い、感染症法の5類として行政的な規制は緩和された。今後は、個々の医療機関で自律的な対応がより求められるようになるであろう。

COVID-19の院内クラスターを通じ、組織力の有無も浮き彫りになってきた。組織力の醸成は簡単なものではなく、各医療機関における長年の風土とも関係している。当院の場合は、多くの職員が素朴で真面目な気質をもつと同時に指示待ちの傾向があった。そのため管理職員のマネジメント力の向上に主眼を置きながら、組織力を培っていたところである。

当院の2022年度の財務状況はCOVID-19クラスターの影響を強く受けたが、税引き前当期利益を補助金なしで何とか5%程度に収められていた。各病院の努力に頼る経営には限界がある。今後の感染状況をみながら、国に診療報酬特例の継続を含めた様々なる対応を求めたい。

また、COVID-19流行の繰り返しにより、高齢者のフレイルの進行や要介護状態の悪化がみられた。当院では、高度急性期病院からCOVID-19を含む患者の受入れをしているうちに、療養病床化の傾向を呈してきた。そのため重症度、医療・介護必要度はさらに低下した。要介護高齢者の医療ニーズは一定ではなく、回復期に焦点を当てるだけでなく慢性期や療養へと予想以上に早く移行しつつあることも考慮しなければならない。中小規模病院はこうした影響を受けやすく、今後の病院戦略を考える上でも熟慮を要する。

さらに入院生活ではケア依存度も増すために、介護士不足のなか看護師数と介護士数のバランスをどう保つか、ケアの質はどのように担保できるのか、多死社会に対応した制度上の医療と介護の棲み分けなども課題として出てこよう。

4　医療・介護のこれから

最近は健康への関心が非常に高く、元気に暮らす高齢者の割合も多くなっている。一方では、転倒による骨折、再発する心不全や脳梗塞、誤嚥（ごえん）性肺炎などの高齢者救急も増加している。超高齢者になるほど、こうした疾患を契機にADLは低下し、フレイルやサルコペニア、認知機能低下などの老年症候群も進む。超高齢社会における医療は、疾患の再発予防や重症化予防のみならず、要介護高齢者の増加に伴う老年症候群の管理や介護視点、さらには希薄な家族関係や経済的困窮など社会的な対応にも追われている。高度急性期病院では、こうした高齢者救急の受入れによる困惑もみられ、短い入院期間では退院に難渋しがちとなっている。

一方、当院のような急性期病院からの転入や地域救急を扱う地域密着型病院では、入院後の治療のゴールが往々にして見えにくくなっている。それ故、地域密着の病院でも患者の今後の生活について家族と共に整理しておく必要が出てこよう。医療介入にて回復が得られるのか、むしろBest Supportive Care（編集注：がんに対する積極的な治療を行わず、症状緩和治療のみを行うこと）に向かうべきかを判断することも大切になる。こういう時こそ多職種によるる様々な観点からのカンファレンスは欠かせないものとなる。

当院では臨床倫理4分割表にて、医学的適応から本人の意向、周囲の状況、本人のＱＯＬを探る方法の模索を始めている。ただし脳疾患を扱う病院では、突然の意識障害や高次脳機能障害、進行した認知症などで意思表示が困難な場合も多い。要介護高齢者自身が家族へ遠慮もする。まさか自分が脳卒中になるとは思わなかったと言う人もみられる。日頃のAdvance Care Planning（編集注：将来の変化に備え、患者の近しい人と医療チームなどが話し合うこと）の実践もなかなか浸透していない。こうした状況下でも、高齢者医療の提供にあたり、高齢者の尊厳ある余生の過ごし方を家族と共に模索していくことは、今後必要であろう。かかりつけ医はこれに最も近い存在となる。

これからの医療・介護の関係は、双方が益々重なり合ってくる。患者・家族の思いが連携する医療機関や介護施設で共有できるようになると、地域の面で支える意識も出てこよう。急性期から慢性期までの病院や在宅医療における顔の見える関係は比較的構築しやすい。しかし、地域包括ケアシステムからみた医療機関と介護施設／居宅サービスとの連携は、互いの言語や視点が異なっており、溝は未だ深いものがある。これには医療的視点と生活視点というベクトルの違いが関わっている。医療者、特に病院ではもっと生活面に関心をもつこと、介護関係者は医学的知識を深めること、これが互いの一歩となろう。

まさに医療者側にはフレイルなどの要介護高齢者の増加が迫っている。ＣＯＶＩＤ-19はこれを正見するよう促している。

木矢克造（きや・かつぞう）

脳神経外科専門医、脳卒中指導医

１９７５年　山口大学医学部卒業、広島大学医学部付属病院脳神経外科（講師）

県立広島病院脳神経外科（主任部長）、県立広島病院（院長）

広島県病院協会（副会長）、広島県医師会勤務医部会（部会長）

広島県医療審議会（委員）、広島県へき地医療支援機構運営委員会（会長）

全国自治体病院協議会（常務理事）

２０１９年～　医療法人信愛会日比野病院（院長）、日本医療経営実践協会（中国支部支部長）

コロナを振り返って、介護提供体制への提言

医療法人泰山会
小林久美

介護現場はどう変わったのか

２０２０年から世界中で猛威を振るった新型コロナウイルス感染症。

日本では２０２３年5月に2類相当感染症から5類感染症へ移行しているが、今後も新型コロナウイルスが完全になくなることはないと想定される。

その中で、２０２０年から現在までを中間地点として介護現場から振り返り、自分を取り巻く環境の変化をまとめる。

現在では当たり前になった、介護現場でスタッフがどんな時でもマスクを着けている姿。少しずつ減っているようだが、店舗の出入り口付近等に設置されているアルコール消毒液、店員と客である自分の間にあるビニールカーテン、飲食店でのテーブル席に設置されているアクリル板。

これらの光景は、新型コロナウイルスがこの世に発生するまではなかったものである。

私も飲食以外ではマスクを着けているのが普通で、私自身はそこまではないが、中には着けていないと下着を着用していないような気持ちになる方もいらっしゃるとのこと。

アルコール消毒の設置を認めると、特に手が汚れ

ているような気がなくともシュッと手に取り、爪の先、手首にまで擦り込む一連の作業を考えずとも行える、一種の運動記憶として体が既に覚えている。

そんな私は、家を出る際の持ち物として「マスク」と「手指用アルコール消毒」が必ず加わるようになっており、我が家には主人～女子大学生～小学生と様々なサイズのマスクを要する家族が集まっているため、各々のサイズや耳にあたる部分の紐の好み、大学生の娘がバイト先で指定されている色のマスクを用意することも、日常生活品の買い出しの際には欠かせない。

マスク着用に関しては、２０２３年３月に個人の判断に任せられたが、介護施設では感染リスクを防ぐため、マスクの着用が推奨されている。そのため、当施設では２０２３年３月以降も、マスクとの関係は何も変化していない。

また両親ともに介護医療関係に勤めている、という点では多少の意識はあるものの、あくまで一般家庭である我が家ですら、未だにこのような生活であるのだから、高齢者という感染したらハイリスク！という方々の生活を支援する業種の介護施設が、このようにあり続けるのは当然といえるだろう。

新型コロナウイルスの発生後、介護現場では、「マスク・消毒・対面をガードする物」、これらが必要で、且つ用意されて当たり前のものとなった。これらは通常の「光景」となった変化の一つであり、ご利用者が生活するフロアにご家族、面会者の姿がないこと、同じ建物の別の場所で、双方がiPad越しに会話をする姿なども、コロナ後に生まれた光景である。

逆に見られなくなってしまった光景も多くあり、それは端的にいえば、多くの人と人とが、ボディタッチも含め、交流している光景といえる。

飛沫感染・接触感染・エアロゾル感染と、３つの感染経路がはっきりして以降は、介護従事者たちは、よりマスクを着用し、飛沫が飛ぶリスクの高い食事介助・口腔ケア・吸引時などにはフェイスシールドを付け、換気ができる窓は開けっぱなし、空気が滞留しないよう業務用の扇風機を回し続けている。また、スタッフ・ご利用者に発熱や咳鼻症状が出た際には、真っ先に抗原検査を行う。このことも今となっては通常となった変化である。

一時期は抗原検査キットも入手困難で価格も高騰していた。抗原検査キットだけでなく、マスクもアルコールも入手困難で、アクリル板を買うために、ホームセンターを、はしごしたようなこともあった。もうしたくはない経験である。

ご利用者にとっては、何が何だかよくわからないが、自分が生活するフロア以外に行くことを禁じられ、ご家族とは四角のテレビのようなものを介してしか会えず、スタッフたちはみんなマスクをし、大人数が集まるイベントもなくなった。

食事テーブルには前の人との間を遮る透明の板が設置され、テレビや、食堂の前方で体操をしてくれるスタッフの姿も見えにくくなった。

時には体調に関係なく、検査させてね、と鼻に細長い棒を入れ込まれ、かき回される、それで何か当たりでも引けば、部屋を移動することになり、ここからは出ないでね、と言われる。

数日たてば解放されるが、その時には普段人が集まる食堂にはほとんど人がおらず、みな自室に引きこもらされ、スタッフたちは何かガウンのようなものを着て忙しそうにしている。

数日間、活動量が制限されたことで、どこかしら体力筋力が落ちたのか、動きにくい。また何もせず1日が過ぎるので、気持ちもどこか沈んでいる。

新型コロナウイルスが発生してから、施設でもクラスターを何度も繰り返してきた3年間の、ご利用者自身が経験されてきた変化である。

このような変化は、もちろん誰が望んだものでもなく、スタッフにとっては、ご利用者の命を守るために、ご利用者やご家族の生活を支えるために、懸命に動いた結果といえるものである。

人材確保が経営課題である介護業界であるが、このコロナ禍と呼ばれる3年間の間に、介護従事者を志し、入職されたスタッフも多くいる。そのスタッフたちにとっては、私が「変化した」と表現する現状が、新入職スタッフの知り得る介護現場の姿であるし、何十年と介護業界で勤めてきた者にとっても、3年間連日繰り返されることは、簡単に日常になる。

2類相当から5類に変更されたとはいえ、新型コロナウイルスが高齢者にとってハイリスクであることは理解するところであり、分類変更が私たち介護従事者の意識や、感染対策に基づいた行動を変容することは困難であり、また求められていることでもない。


今後、私たちは、新型コロナと共存しながら、皆が社会経済活動を維持し、人と人との交流を再開しながらも、より一層、感染予防～感染対応に関して意識し、感染リスクを低減しながら再開していくべきことを、より多く、より重要とし、意識していく必要がある。

また今後の人材育成の中に、感染予防のノウハウ、ウイルスと共存しながら生活を維持し、人の交流を促進する、ということが欠かせないことを忘れてはいけない。

これからの施設経営の課題

新型コロナにより、ご利用者やご家族の介護サービスを利用することへの不安や敬遠があり、また初めの頃には風評被害にさらされる高齢者施設や病院の報道にも、明日は我が身という思いで背筋が冷たくなったのを覚えている。しかし、これらの危機管理は、コロナが出たということで特別な思い＝差別的な思い、を持つ証拠であったと、今となっては個人的に反省すべき点である。

明日は我が身の言葉通りに、当施設も、近隣の施設も、全国的にも、コロナの感染が度重なり、第7波まで続いてきた新型コロナの感染の波に、誰もが呑み込まれることとなった。

高齢者施設の経営課題は、今までも時代と共に、変わらぬものと変わっていくものがあったと考えるが、2020年以降は新たに「感染症対策の徹底」が施設経営に重要な事柄として、追加されたと感じている。

感染を予防する力、感染を広げない力、感染を収束させる力、これらが、施設経営にも大きく影響を及ぼす。2類相当の間は、補助金や支援金といったものがあったが、5類に変更されてからは、削減・廃止としながら、新型コロナウイルスとの共存を目指していくのだろう。

また人材不足という課題にも、新型コロナウイルスは影響している。

新型コロナウイルスの発生以降、テレワークという新しい働き方が広がっていった。そういった世の中を介護従事者である私たちは「別の世界の話」と区別して捉えることとなる。

私たちが提供するサービスに、遠隔でというものはごくごく限られた範囲でしかなく、直接援助が99%を占めるからである。

この99%には、新型コロナウイルスに感染した高齢者への直接援助も含まれることになり、今までの人材不足に拍車をかけ、介護はより敬遠される職種となったのではないだろうか。

そのため、「施設運営に欠かせない人材を確保する」ということが経営課題における重要なことの1つといえる。

また人材確保と一言でいっても、人材を獲得することだけではなく、人材の定着も重要で且つ欠かせないことであり、人材確保・人材の定着のためには、「人材の育成」も重要で必要な施策である。

既に新型コロナウイルスと3年間を共にし、今、改めて感じるのは、私たちが守るべきもの、大事にしていくべきものは、高齢者とそのご家族の「生活を支援する」ということ。

病院ではないので、治療が最も重要な役割ではないし、できることも限られている。

私たちの役割は高齢者の生活がより良いものになるよう、ご家族や地域と共に、高齢者の生活を守ることである。

新型コロナウイルスと共に3年間過ごした今だからこそ、改めて感じ取ることができている。

人は生きている限り、その人の生活が続き、毎日が綴られていく。

持病や新たに発見される病気、感染症、新たなウイルスの出現、国を挙げての行動制限等々は、その人の人生の中で起こること、毎日の生活の中で起こることである。

新型コロナウイルスの歴史上に、人の人生が重なるのではなく、人の人生の中に新型コロナウイルスという新たなウイルスが重なった。猛威を振るうウイルスであり、このウイルスにより亡くなった方、予後が思わしくなく、その後も体調不良に悩まされる方が、遠い話ではなく、実際身近にいる私であっても、新型コロナウイルスと、人生を作る毎日の生活を比べると、間違いなく主役は毎日の生活である。

介護従事者の役割は、高齢者と、高齢者家族の「毎日の生活」を守ること、より良くすること、安心できること、満足できること、これらを実現すること、また地域と連携し支援の輪を広げていくことにある。

新型コロナウイルスという新たな脅威が発生した前も後も、私たちの大事にすべきこと、目指していくべきことは変わらない。

新型コロナウイルスにより、高齢者の生活は否応なしに狭められ、わからないことだらけで不安が募り、コミュニティの場が縮小もしくはなくなり、孤独を感じる日々を送る人も少なくはなかっただろう。

私たちは、人として当たり前の日常、人が人から与えられる喜びや安心、人に助けられ、人を助けられる関係を、感染リスクを最小限にできる対策を用いながら再開することとなる。

しかしこれらは、施設の中では5類になるのを待って始める、というものではなく、生活を支援する者たちにとっては、クラスターが起こっている最中であっても、捨てることなく持ち得ていた心であり、その心が支援にも反映していたと感じている。

ご利用者たちに、最低限の生活を提供してあげたい、感染体制を強化している期間でも、陽性となり隔離されている最中でも、命を守るように、心が死なないような生活を。
　高齢者施設を管理している立場の者は、自分が感染するリスクを顧みず、ご利用者のために懸命に働くスタッフたちに感謝し、高齢者を支えるスタッフのように、スタッフのことを支えていくことが、新型コロナウイルスと共存し、高齢者施設の中でも、選ばれる施設となり、提供すべき介護提供に繋がっていくと考えている。

小林久美（こばやし・くみ）
前 医療法人泰山会　介護老人保健施設千里（介護士）
前 医療法人泰山会　居宅介護支援事業所せんり（介護支援専門員）
前 医療法人泰山会　介護老人保健施設千里（副施設長）
前 医療法人泰山会　運営推進部（部長）

第3章

一旦の総括に向けての論点①

「新型コロナウイルスとの闘い」ⅠとⅡからの考察

シリーズを振り返って

本書は、「新型コロナウイルスとの闘い」シリーズとして、3冊目の刊行となる。第1作の『新型コロナウイルスとの闘い・現場医師120日の記録』は2020年8月、『新型コロナウイルスとの闘いⅡ・看護師が見たパンデミック』は翌年7月の刊行であった。この2作を通じて我々が記録しようとした闘いそのものは、未だ終焉とはなっていない。

しかし、2023年5月の、新型コロナウイルス感染症を「2類相当」から「5類」へと移行するなどの措置を経て、社会全体が大きく変化してきたことは事実である。街ゆく人々のマスクの着用、出張姿のビジネスマンや家族連れの旅行客で混み合う駅のホームを見ても、前2作が出版された頃の状況とは格段の差がある。コロナ禍という3年の月日が流れたが、現在の時点から振り返ってみると、我々の著作は、コロナ禍の前半戦の、かなり早い時期を記録したものであった。

このシリーズの出版が最初に企画された時、我々の一番の思いは、医療や介護の現場で起こったこと、現場にいて感じたこと、そういったありのままの事実を書き留めておかなければ、これだけの災禍といえども、いつしか誰の記憶からも失われて簡単に風化してしまうということへの危機感であった。「忘れやすい日本人」、そういったフレーズが前2作には何度も登場した。だからこそ、災禍の前線におられる医療従事者や介護従事者の方々に、忙しい合間を縫って執筆をお願いした。

コロナ禍に直面して真っ先に多くの方の脳裏をよぎったのは、過去の同様な経験、それはスペイン風邪や鳥インフルエンザなどの感染症の脅威であっただろう。そして、政治、経済、社会といったスケールでの様々な課題に直面した時、過去の戦争の体験も呼び起こされた。書店では、コロナウイルス関連書の特設コーナーができ、にわかに歴史書や小説が積み上げられた。新たな脅威に対してはそうした過去の記憶からしか学べないことを直感したのである。それと同時に、現代の社会が過去の教訓から何も学んでいなかったことも痛感した。

だからこそ、正しく事実を記して、後世に残しておく必要があると、我々は感じたのだ。

テキストマイニングで振り返る

コロナウイルスとの闘いにおいて、医療・介護従事者は何を見て、何を感じたのか？　本章では、前2作の総括を試みた。2作に寄稿いただいた原稿の全てについて、テキストマイニングの手法によって、頻出語や語句のつながりに何らかのパターンが見出されるかどうかを分析してみた。

テキストマイニングとは、定型化されていない文字情報の集まりを自然言語解析などの手法を用いて解析し、何らかの有用な知見を見つけ出すことであり、データマイニングをテキストデータに適用したものである。本来、データマイニングとは、統計学、パターン認識、人工知能などのデータを解析する技法を使って、情報管理システムなどに蓄積された膨大なデータの中から、パターーンや相関関係などを見出し、マーケティングや営業などに活用するテクノロジーである。今回は、そうした手法を活用して、過去2作の中にある頻出語の傾向や語句と語句との関連性を見ることで、当時大変な状況の中で寄稿いただいた方々の思いに迫りたいと思う。

具体的な分析には、テキストマイニングのためのフリーソフトウェアである、KH Coderを利用した。

表1は、第1作（『新型コロナウイルスとの闘い・現場医師120日の記録』）、第2作（『新型コロナウイルスとの闘いⅡ・看護師が見たパンデミック』）それぞれで登場する頻出語を示したものである。図1及び2は、これら2作の頻出語と共起する（文章内で一緒に出現する）語句を示し、さらにその語句同士の結びつきをイメージ化し、図示したものである。

大きい円ほど、登場回数が多かった語句であり、それらが文章中で強く結びついた語句が周辺に配置されている。図中では点線よりも実線の方が結びつきがより強いことを示している。さらに、これらの結びついた語句の塊により、いくつかのブロックが

表1　「新型コロナウイルスとの闘い」2作の頻出語句

書籍	『新型コロナウイルスとの闘い・現場医師120日の記録』					『新型コロナウイルスとの闘いⅡ・看護師が見たパンデミック』					
対象	37,659語、1,231文					44,295語、1,431文					
結果	抽出語	出現回数	結果	抽出語	出現回数	結果	抽出語	出現回数	結果	抽出語	出現回数
1	する	1059	26	考える	48	1	する	1333	25	必要	70
2	ない（助）	362	27	施設	47	2	患者	398	27	状況	69
3	感染	233	27	問題	47	3	ない（助）	349	27	新型	69
4	なる	183	29	PCR	46	4	感染	291	29	訪問	67
5	医療	177	30	ぬ	45	5	なる	275	30	救急	66
6	ある	171	31	医療機関	44	6	月	205	31	床	64
7	月	130	31	人	44	7	ある	187	31	診療	64
8	病院	119	31	体制	44	8	対応	183	33	重症	62
9	検査	115	34	多い	43	9	看護師	181	34	実施	61
10	患者	101	35	対策	42	10	病棟	166	35	医師	60
11	対応	96	36	国民	40	11	看護	146	35	陽性者	60
12	日本	91	37	多く	39	12	できる	145	37	ウイルス	58
13	できる	79	38	マスク	38	13	入院	135	37	思う	58
14	コロナ	77	38	看護	38	14	スタッフ	128	39	時間	54
15	ない（形）	76	38	事態	38	15	行う	126	39	職員	54
16	必要	70	38	病棟	38	16	コロナ	124	41	感じる	50
17	行う	67	42	言う	37	17	医療	110	42	支援	49
18	新型コロナウイルス	62	42	国	37	18	病院	100	42	施設	49
19	ウイルス	58	44	拡大	36	19	検査	95	44	ケア	48
19	組織	58	44	現場	36	20	ない（形）	91	44	外来	48
21	状況	54	44	今	36	21	家族	90	44	自分	48
22	COVID-19	51	44	政府	36	22	COVID-19	89	44	病床	48
22	いう	51	44	入院	36	23	ぬ	74	48	考える	47
22	思う	51	44	発生	36	24	年	71	49	いう	46
25	感染者	50	44	不足	36	25	感染対策	70	49	実習	46

図1　共起グラフ『新型コロナウイルスとの闘い・現場医師120日の記録』

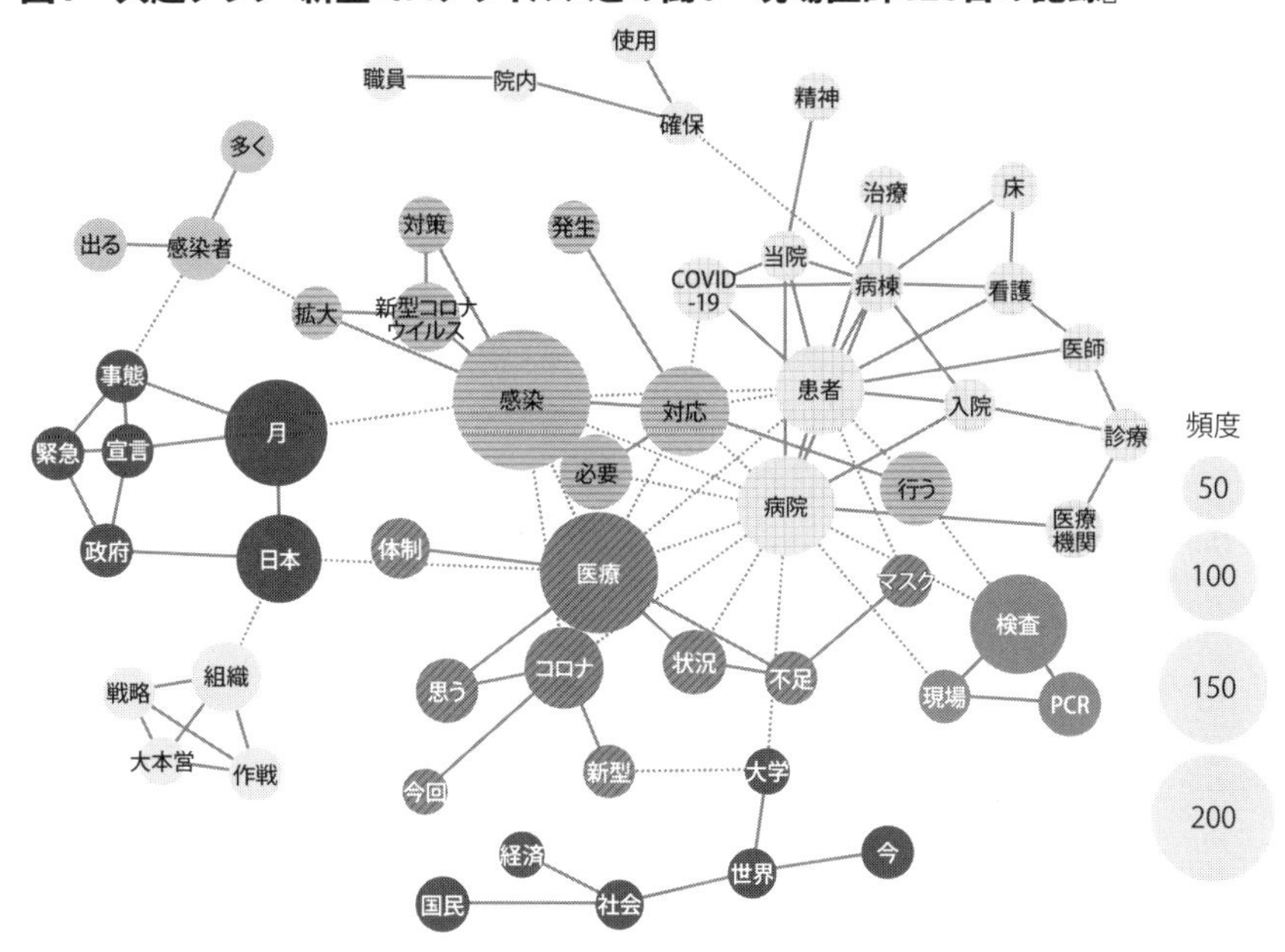

図2　共起グラフ『新型コロナウイルスとの闘いⅡ・看護師が見たパンデミック』

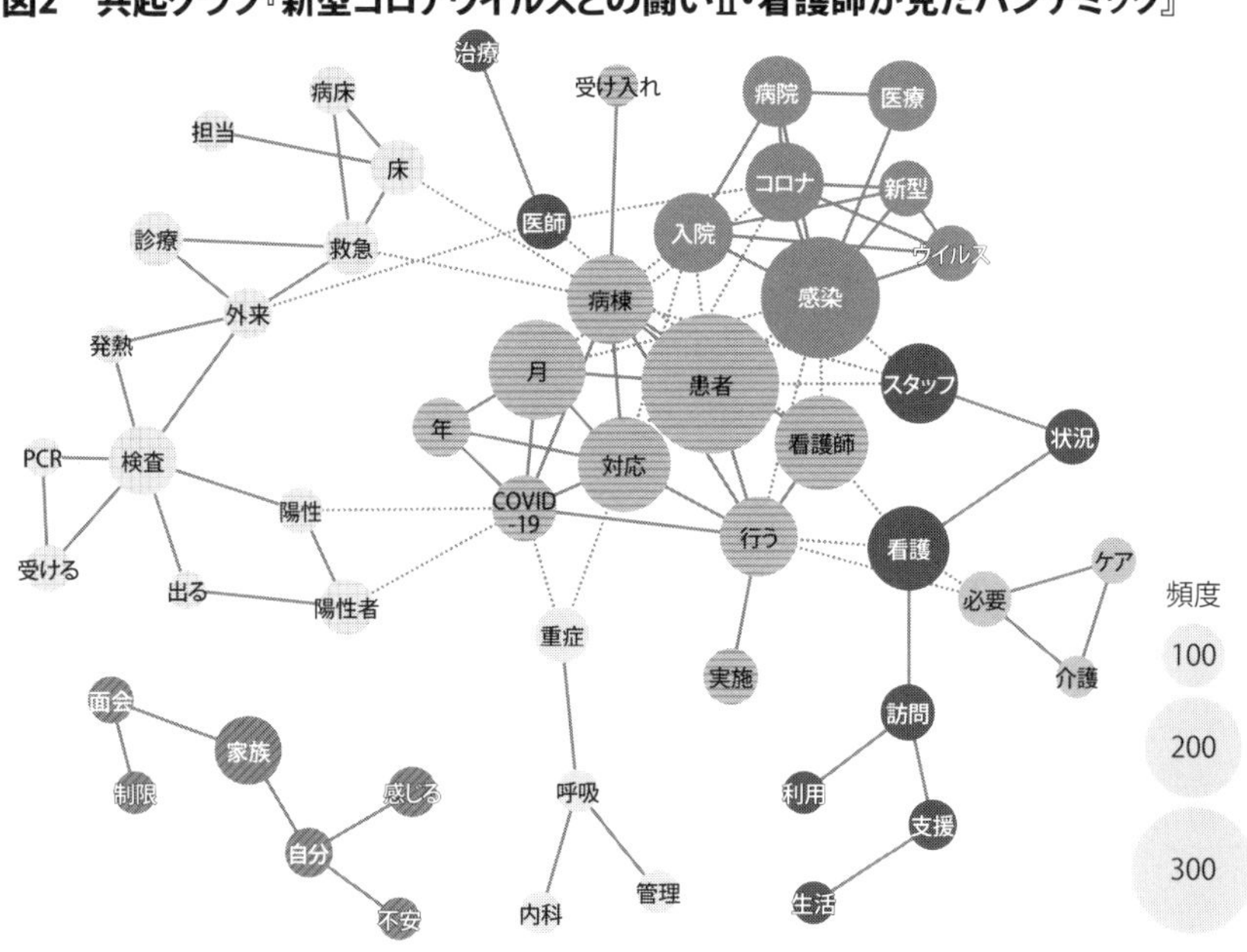

形成され、寄稿において頻繁に登場した主題やテーマが示されるようになっている。

それでは、この分析ツールの結果を参照に、第1作と第2作で頻出した語句をいくつか拾ってみることとする。

①「感染」

第1作、第2作ともに上位に頻出する言葉である。第1作の場合は、この「感染」と「対応」という言葉が結びついているケースが多く、まさに、未知の感染、そして予想もつかぬ感染の拡大との闘いこそが医療従事者にとっての最大の関心であった。政治や経済、社会、我々の日々の生活においても、突如その中心に存在するようになった言葉である。第2作では、この「感染」は「患者」という言葉とより結びつく傾向があった。コロナ禍の2年目に突入して一気に感染者が増える中で、感染した患者にいかに「対応」するか、そうしたより具体的な課題が主題であったといえる。

・COVID-19の専用病棟の運用開始日は4月20日として準備を進めた。決して院内感染を出してはならないため、あらゆる局面で院内感染防止を軸とした対策をとった。

・感染症対応のために職員を過剰に抱えなくてもよいように、職員を感染から守るICTやロボット技術を活用した病院設計にしておく必要がある。

・当該病院を中小病院や介護施設の感染防御の教育の場として活用することにより、PPEの備蓄を無駄にしないことも考えるべきであろう。

・感染の認定看護師を2名配置し、また事務のスタッフとDMATのロジスティックを配置して情報の収集と集約化を行った。

・「発熱トリアージ外来」を特設し、診察しなければならない。しかし、医療側の感染防御訓練も必要であり、有効な薬剤及びワクチン接種が始まるまでは、かなりの時間を要すると思われる。

・新型コロナウイルスと通常のインフルエンザでは感染力に違いがあり、ご利用者やスタッフをどのように感染から守っていけば良いのか、どのくらいのレベルの感染対策が必要なのか？　それをするためにどんな人材と物が必要なのか？
・未だに信頼できる診断法がなく、ワクチンや特効薬もない状況は当分続くと思います。感染対策と通常の診療を並行して如何にして成り立たせるか。
（第1作、第2作より適宜編集の上、抜粋。以下、同様）

②「医療」

この言葉は第1作に頻出した。「状況」や「体制」といった言葉と結びつき、一つの表現の塊を形成している。右記で示されたように、「感染」が一気に社会・経済を圧倒していく中で、「医療」としてどう向き合っていくのかという思いや医療従事者の実際の初動が語られた結果だと考える。

第1作の医師編では、医師であると同時に医療機関の院長や事業管理者であった方も含まれ、コロナ禍という社会の脅威に対して、医療界として、あるいは医療制度として何をなすべきかという大所高所からの考察や意見を述べられるケースが多くあったと解せられる。特に、未知の脅威に対して、従来の医療制度や医療機関の役割分担では全く機能しないという指摘が多くあったように見受けられる。

・本来医療には、効率性、経済性にこだわってばかりいては、機能を発揮できないものがある。過去の大規模災害、今回のコロナウイルス感染症によって、そういった医療の特殊性が理解していただけるのではないかと考えている。
・赤字であっても取り組まなければならない医療が存在し、そのためには稼働率の悪い病床、機能であっても確保しておく必要がある。
・我々自治体病院は、最後の砦として政策的医療、不採算医療、非常時の医療に取組み、対応してきた。
・コロナ後の病院経営は公的・民間を問わず大変である。コロナ後に医療崩壊が起こってしまう事態だけは病院団体一致して避けなければならないが、経営破綻を来す病院が増加すれば既存の地域医療構想はガラガラポンである。また今まで各施設が作成したＢＣＰは今回まったく役に立たない。

・世界中で、「医療費抑制・削減」による医療提供体制の弱体化が進んでいたところに、今回のパンデミックが襲来し、医療崩壊の危機が懸念された。

③「患者」

「感染」や「医療」という語句が第1作・医師編において上位で頻出したのに対して、第2作・看護師編で上位で頻出したのは「患者」という言葉であった。コロナウイルスとの闘いにおいて最もその対象とされたのが患者であったということは、第2作が看護師編であったこと、それから初年度に比較して患者数が2年目、3年目に飛躍的に増加したという背景を考慮すれば納得のいく結果である。この「患者」という言葉に共起して「看護師」という言葉が頻出する。また、第1作では「医療」と「対応」がグループ化されたのに対して、第2作では、「病棟」「行う」などの言葉も「患者」に結びつけられた。

・師長および看護師全員が自宅待機となり、リハビリ技師も多くが自宅待機となったため、患者さんの本来治療そのものが危機的状況に陥った。

・COVID-19患者数の増減に応じて病棟閉鎖や減床、救急患者搬送入院の制限など、様々な取り組みを行いながら、通常医療と並行したCOVID-19患者医療に尽力している。

・無論、院内感染防止は看護師だけで成せるものではなく、患者の診療・ケアを提供するすべての職種による協力が欠かせない。

・患者の経過が安定するまでベッドサイドを離れることができない。防護具を着用した状態での長時間の患者対応は強い疲労感を伴い、N95マスクのずれ等のPPE破綻も起きやすく、感染リスクも高まる。

・隔離下にある患者のケアを行う看護師たちも、

日々葛藤し看護を模索しながら一人一人の患者に寄り添ってきた。
・重症化した後、患者が家族との再会を待たずに亡くなられた経験から、患者が会話できる時期を逃さず、iPadによる家族との面会も積極的に行ってきた。
・懸命の治療・ケアの甲斐なく亡くなられていく患者、一度もお会いできないご家族に、自分たちは何ができるのだろうと葛藤・模索しながら看護師は患者と家族に寄り添いたいとの思いで看護を行ってきた。
・重症患者を共に看ていく中で、幾度も死戦を乗り越え、少しずつ元気になっていく患者の姿が、私たちに勇気と希望、医療従事者としての矜恃を思い出させてくれました。

④「病院」と「病棟」

では、闘いの現場はどこであったのか。第1作は、「病院」という言葉が頻出する。一方、第2作では圧倒的に「病棟」という言葉が頻出する。リスクに向かう当事者をどの視点から見ているかという点で、第1作は「病院」という機関、そして第2作では「病棟」という現場であったというように解釈できるかもしれない。

また、第2作では、この「病棟」という言葉の周辺に、「スタッフ」という言葉も存在する。医師や看護師以外の医療従事者への言及も多く、組織としての行動のさまが語られているのだと考えられる。コロナ禍という脅威が、個人、組織、機関という様々なレベルにおいて行動変容を求めていったとも解せられる。

〈病院〉
・病院で経営が立ち行かなくなるのではないかと危惧される。今後はCOVID-19に対応しながら、病院の経営も考えなければならない時代になるかと考えると、前途に暗澹たるものを感じずにはいられない。
・わが国においても今後稼働率が著しく低い病床を減らすこと、地域によっては病院の統合・再編も必要であるが、今回のようにパンデミック等の大災害が生じたときの病床の確保、あるいは専門的に対応する病棟・病院を造るとすれば、当然平常時には不採算とならざるを得ず、それらの維持の仕方まで含めて議論しておくことが必要ではないかと思われる。

・感染症治療の専門人材を重点的かつ過不足なく配置し、各病院の持つ資源を正確に把握し、機動的に再配置するのは、都道府県首長のリーダーシップにもかかっている。

・病院は多いのに、新型コロナ感染者対策をしていただける病院がなければ安心して介護ができません。

・保健所の数は半減し、病床数も減少し、大阪でも公立病院の統廃合が進められました。

・作戦中枢と病院現場との間に、時間的・空間的に大きな距離があることを意味していた。さらに、各病院現場間にも程度の差はあれ、同様の状況が存在した。

〈病棟〉

・同じ病棟内に感染患者担当スタッフと一般患者担当スタッフが混在するため、感染患者担当スタッフは専用のユニフォームを着用することで識別できるように工夫した。

・アンケートでは、当病棟のスタッフは感染患者を受け入れることに大きな辛さを抱えながらも、他病棟への異動を希望するスタッフは一人もおらず、各自が病棟の一員としての使命感を抱き、業務を遂行してくれていることが理解できた。

・一般入院患者は90％以上減少させた。同時に新型コロナウイルス感染症患者を受け入れるための病棟エリアの拡大、ゾーニング、物品等の整備、何より病棟の看護師体制の再編が急務であった。

・多くのスタッフが濃厚接触者として出勤停止となり、病棟のマンパワー不足が深刻となる中、外来のスタッフが病棟の支援に入ることで、なんとか乗り切ることが出来ました。

⑤「する」と「ない」

名詞以外の動詞や形容詞などを含めたレベルでの頻出語を見た時に、2作いずれにも最上位に「する」、そして「ない」という言葉が上位にあることは、重要であると思われる。いずれの寄稿も、思想や批評などではなく、全て何かを行ったという記録であること。医師や看護師が、難しい状況の中で判断をし、様々な対応を実行したということこそが、それぞれの記録の真髄にあると考える。

そして、その周囲では、日常慣れ親しみ、覚えた業務がそのままでき「ない」、最低限のコミュニケーションも「ない」、マスクや手袋から人工呼吸器に至るまで医療物資も業務マニュアルやノウハウも一切「ない」ものづくしであったのである。

危機や困難は、私という個人に対して降りかかってくるものである。シリーズ第1作、第2作では、組織（部署、チーム）や機関（病院、施設）、あるいは地域や国がどうであったかということよりも、それぞれの個人がどうであったかが主題とされたことがわかる。

⑥「情報」「計画」「協力」「連携」

東日本大震災のような自然災害や過去の感染症の経験から、我々はリスク対応のイメージを持っている。リスクを把握し、評価し、対応策を立てるという流れの中で、これらのような言葉は当然多く登場していたのでは、という予想を筆者は持っていたが、実際にはほとんど登場しない言葉であったことも興味深い。経験がないほどのリスクに直面した時、個人ではなく「チーム」で解決策を見出していく、そして日頃の組織を超えて、周辺の人々や機関とも協力・連携をしてブレイクスルーしていく、そんな映画のようなシーンを思い浮かべるが、現実にはそのようなことは起こり得なかったのではないだろうか。

前2作を読み返すと、当時の非常に緊迫した様子が改めて感じられ、その当時にしかなかった様々な緊張や不安、怒りといったものを感じ取ることができる。しかし、今回の分析のように実際に頻出した言葉を見れば、こんな状況を切り抜け、感染防止や患者への対応に専心した有様を示すような、特別な語句はなく、全て、日常の基本的な言葉ばかりである。

一見ごく普通の言葉の並びに見えてくるのは、コロナウイルスとの闘いにおいて、何よりも重要であったのが、医療従事者という「人」の存在であり、彼ら個人個人の使命感や倫理観によって具体的な行動がなされたことが全てだったからではないかということである。そうした人々がいて、組織があったからこそ、対応が可能であったという事実である。そして、それらが特別なことではない、日々の振る舞いであり、行動規範でもあったのだということを思い起こす必要があると考える。

新型コロナウイルス・パンデミックの一旦の区切りに際して、地域医療構想の議論が再開し、医療施設の統合や再編を睨んだ議論が加速している。また、自治体立病院などを対象に、将来の感染症対策も踏まえた中期計画の策定を推し進めようという動きも具体化している。

こうした中で、様々な課題の解決策として、「連携」「情報（DX）」といったキーワードが飛び交っている。あくまで平時の発想の延長に陥っていないか、今一度考えておく必要がある。

行動の検証にも統合知を

病院、介護施設、そしてそれに携わる様々な医療・介護従事者の行動は、今後もいろいろな形で検証されていくと考える。一般に多く見るのは、医療機関のいわゆるコロナ病床における受け入れの状況や、病院がコロナ患者を受け入れられるよう補助する空床補償の規模の妥当性である。

最近の論調を見ると、結果だけから見た効率性や費用対効果を計るような、いわば伝統的なロジックでしか検証を推し進められていないように感じる。誰しもが人生で経験したことのない、未知のリスクへの対応を求められたのに、旧態依然とした「患者数」や「収支」という単純な指標で評価を受けることは不満だろう。

もちろん、当時のコロナ病床の低いベッド稼働率や患者の受け入れにおける混乱を振り返りながら、こうすればもっと改善できたと議論するのは必要かもしれないが、なぜそうできなかったかを過去に戻って責めるのは間違いであろう。前述のように、コロナ初期から中期の医療機関や介護施設の対応の中心には、それぞれのプロフェッショナル、一人ひとりの努力や責任感があったことを考えれば、次なる危機に備えるためには、機器やインフラの整備だけではない様々な議論があっていいはずである。

今後もコロナ補助金が過剰であったような論調は続くのか。コロナによって、専門知を統合する必要性は強調されたが、平和な時代に作られた単純な経営論だけで医療従事者の行動を見ていることへの問題点はないのか。コロナ以前には地域連携や機能分化が叫ばれたにもかかわらず、コロナ感染時期には診療抑制や診療所が患者を受け入れないような状況や、また治癒した患者を後方施設が受け入れないといった事態が起こり、連携そのものが成立しなかった。施設間の連携というキーワードだけで問題解決できるという安易な思想はないだろうか。

カミュの『ペスト』など、過去のパンデミックについての記録やそれを主題とした小説においては、パンデミック後には、二極化や対立、改善や改革の停滞、進むべき方向感の喪失といった現象があらわれるという。日本の医療・介護という小さな世界においても、まさに、そのような現象が生まれつつある危惧がある。

未だ収まらぬ感染に向かい日々対応する医療現場。そしてその外では、早々とコロナ禍を総括し、医療機関に対して補助金の返還までもが議論されているという現実がある。そのような今の日本では、こうした危機に立ち向かった人の記憶を呼び起こし、さらにそうした人々との対話を持とうとする機会すら作ろうとされていない。コロナ以前の尺度でにわかに評価し、性急に総括しようとするのは極めて危険であろう。

２０２３年１月に開催した地域医療・介護研究会ＪＡＰＡＮの第９回研究集会における基調講演の中で、政府の新型コロナウイルス感染症対策分科会の会長を務めた尾身茂氏（公益財団法人結核予防会理事長）が「（コロナ禍について）それぞれの人が見ている風景が違っている」と話された。それぞれの人が違った風景を見ているままで、今後の政策議論での葛藤や社会の中でのわだかまりが増幅されていくことは想像に難くない。そのような将来への混乱を未然に防ぐよう、論点を提示し、健全な議論に導いていく努力を政治や経済界が担い、そこに今回で得た経験や知見を統合していくことが必要であろう。

そうした思いに至る時、ささやかではあれ、この著作をシリーズ化した我々の行動を風化させてはならないと感じる。新型コロナウイルスとの闘いは続く。

文責
ヘルスケア・システム研究所代表取締役社長
地域医療・介護研究会JAPAN事務局
金子晃三

第4章

一旦の総括に向けての論点②

第10回ＬＭＣ
研究集会の報告より

地域医療・介護研究会ＪＡＰＡＮ（ＬＭＣ）では、年に2回程度、全体総会としての研究集会を開催している。去る２０２３年9月16日（土）には、京都市で第10回研究集会が行われ、２００名を超える医療・介護従事者、医療関連企業の社員の方々が参加した（50名はオンライン参加）。

この研究集会においては、『新型コロナウイルスとの闘い・現場医師１２０日の記録』及び『新型コロナウイルスとの闘いⅡ・看護師が見たパンデミック』の発刊とあわせて、新型コロナウイルスと関連した医療・介護施設の経営問題や医薬品供給、ワクチンの問題等を取り上げてきている。今回、行われた第10回研究集会では、本書の出版準備と重なったこともあり、参加した方々に自由記入形式でのアンケートの回答をお願いした。直近での思いや意見を窺い知ることができると考え、ここに紹介したい。

また、まえがきにもあるように、ＬＭＣは２０２３年に5周年を迎えた。この節目に際して、ＬＭＣの北海道支部長であり、第２回地域交流会も主催した長島仁先生より寄稿いただいたので、あわせてここに掲載させていただく。

アンケート回答

質問1 これまでの3年余りの新型コロナウイルスとの闘いにおいて、ご自身の経験の中で最も記憶に残っている場面、出来事を1つ挙げてください。

医療・介護現場での生々しい記憶

・駐車場にテントを立てて行った、発熱トリアージ外来の開始。

・職員が敢然と立ち向かい続けたこと（離職も増えましたが……）。

・コロナ禍初期のころ、行政検査で生後1カ月の赤ちゃんの検査を依頼された（陽性だったが、本当に必要だったのか……）。

・入院して亡くなった方が非透明な納体袋に入り、葬儀場に行かれた（顔すら見られずに……）。

・コロナ発生の初期段階で、私の病院でクラスターが出た。例にもれず誹謗中傷が飛びかかってきたが、テレビ局の要請で、実状を放映していただきました。その後、複数人の市民の方が、手作りのパンケーキを届けに来てくれて、感激したことを覚えています。

・2022年11月7日の院内クラスターによる二次救急停止は、やりすぎであったか？　現実的5類対応を早めれば良かったのでは？

・コロナ待機患者様等の支援をおこなった事が記憶に残っております。

・3年前のコロナ当初、区内（人口20万人）で発熱、せきの患者の診療を行うクリニック、病院は公的病院で2つしかなく医療崩壊の状況でした。他の地域も同様であったと思います。医療提供の骨組みは公立、公的であるべきだと実感しました。

・2020年4月当初、発熱したのでかかりつけ医（呼吸器内科）に診て欲しいと連絡したら、「診られない」と断られた。かかりつけ医って何？と大きな不審を抱いた。

・妊娠中、小児、透析等の特別な対応を必要とするコロナ患者の受け皿は、極めて少なく、難渋でした。

・救急車が列をなして病院に押し寄せたものの、なかなか診療出来なかったこと。

・コロナ発生直後、アメリカ分校（スポケーン市内）留学の大学生200人を急遽帰国させることになり、その対応、各種の判断を求められた。国、地域、国民各々の立場での、意見、展開が様々ななか、経験のない事案を目にしたこと。

・病棟でクラスターが生じ、検査目的で入院された患者さんがお亡くなりになったこと。

・食事の配膳支援、コンビニへの購入支援、事務の私が患者さんのためになっていると実感できた貴重な体験となった。

社会の変化、協力と軋轢

・医療現場の覚悟と温度差。

・委託業者として、医療を止めないという使命感を基にコロナ対策は万全を期していたつもりですが、プライベートの行動や過ごし方などは、非常に高い倫理が必要であると思いました。

・緊急事態宣言（地元マスコミを呼んで行なった）。

・コロナの初期に経済活動を止めて医療現場の負担を軽減せよと主張していたが、実際に経済がダウンすると医療現場にも慢性的な悪影響が出ることを後日実感した。

・国民の貧困化が明確になった。医学生も看護学生も生活費をアルバイトで支えている実態が明らかになり、コロナでアルバイトができなくなり困っていた。

・感染拡大の当初、全国民が「ステイホーム」となり、日常が戻るのは、いつになるのかと辛い思いをしたことが最も記憶に残っています。

・コロナ陽性患者の受け入れ病床数については、施設面、人材面での制限がある中で、重点医療機関の指定を受けると、病棟単位での対応が義務付けられる制度の中で（例えば一般病棟50床でコロナ病床が10床なら空床が40床となる仕組み）、段階的に空床補償の対象病床数単位が一律に減額されることは理不尽だと強く思うのであった。

質問2 今回の経験を踏まえて、今後の医療行政（制度）、施設（病院・介護）の運営において見直しが必要だと考えられることを1つ挙げてください。

医療機関への継続支援、情報化の課題などが浮き彫りに

・医療行政制度。

・昨今の物価高騰もあり、病院経営は一層厳しさを増している為、病院の収入である診療報酬の見直しは急務であると思われます。

・色々な報酬改正があるが、財源確保の為に薬価が狙い撃ちされ続け、結局、現在の出荷調整の目途がたっていないことになっている。被害を受けるのは国民である。
・報酬の引き上げ。
・ＥＭＩＳ（編集注：広域災害救急医療情報システム）のような感染情報を迅速に共有できるプラットフォームを平時から作っておき、次のパンデミックに備えること。
・地域医療ネットワークの電子化。
・圧倒的に後れている、医療機関のデジタル化。
・中小病院は（ますます）重要だ！
・休床等に対する補償。
・病院は出来る限りの医学を提供する前提で、行政介入による、スムーズな受入れ、出口のある介護の協力など地域ごとでの連携をもっと強化していく必要があると感じた。
・医療人材不足。広い意味で建設、運輸も人材不足の問題があり、一方で非正規の派遣社員を４割も作った、日本の政治のあり方が根本的問題。
・健全経営が出来るための「人材確保」と「報酬」。平常時から余裕ある人員配置が出来るような経営が出来る報酬制度が必要。

・現在、グリーフケアを学んでいる者ですが、緩和ケアの現場だけではなく、医療、介護、福祉等のあらゆる場面で、スピリチュアルペインを抱えた方々へのケアを制度的に実施できるように整備の必要性を実感しています。地縁、血縁関係が薄れ、宗教的存在の希薄である日本社会においては、専門人材の活用の検討が不可欠と考えます。

・今回の経験で、新型感染症になった時に、対応はどうするか、県↓市↓保健所↓医療機関への連携がうまくいくと考える。原因ウイルスの性質にもよるので、まずその性格、性質を分析していくことが第一に必要。

・予防医学の充実。

・コロナ禍の中での国の支援の在り方の点検評価を他国依頼（先進国：ＯＥＣＤ加盟国）し、今後のリスクマネジメント、災害対策へのより良い制度を設けてもらうこと。

アンケートへのご協力に心より感謝します。記載内容をそのまま掲載いたしましたが、一部、意味を変えない範囲で表現を変更しております。なお、掲載順等は、編集側にて判断させていただきました。

参考：LMCによる活動履歴

開催時期	活動	テーマ	開催場所
2019.1.12	第1回 研究集会	「ここから始めよう介護、日本の地域医療」	京都大学国際科学イノベーション棟
2019.2.23	第1回 地域交流会	「この10年の街づくり～50年後も幸せな街、志摩市を目指して～」	志摩市磯部生涯学習センター
2019.9.13	第2回 研究集会	「緊急シンポジウム！ 抗生物質の供給不安」	ANAクラウンプラザホテル京都
2020.1.18	第3回 研究集会	「ここから始めよう、日本の地域医療・介護」	京都大学芝蘭会館
2020.2.22	第2回 地域交流会	「地域住民が安心して暮らすまちづくり～上川北部の医療・介護・教育をいかに守るか～」	北海道士別市士別グランドホテル
2020.9.12	第4回 研究集会	「コロナと今後の医療・社会」	ANAクラウンプラザホテル京都
2021.1.23	第5回 研究集会	「withコロナで変わる地域医療・介護と教育」	京都リサーチパーク
2021.9.11	第6回 研究集会	「コロナと共存する社会」	京都リサーチパーク
2022.1.22	第7回 研究集会	「医療を中心とした街創り～withコロナの時代に～」	京都リサーチパーク
2022.9.10	第8回 研究集会	「コロナ社会での医薬歯看介～人生100年、ウィズコロナ時代の社会」	京都リサーチパーク
2023.1.21	第9回 研究集会	「医療のDX」	京都リサーチパーク
2023.2.25	第3回 地域交流会	「三浦ならではの地域医療を目指して～医療、教育、農業、そして海業」	うらり（三浦市民ホール）
2023.9.16	第10回 研究集会	「コロナと医療と街づくり」	都ホテル（京都市）
2023.10.14	第4回 地域交流会	「八幡平市における医療・介護・教育の現状と課題」	ANAクラウンプラザリゾート安比高原（岩手県八幡平市）

研究集会は第4回以降、WEB配信も含めたハイブリッド形式で開催している。

「馬鹿か、変態か、ロマンチストか」

―LMC5周年に寄せて―

士別市立病院事業管理者・院長
LMC北海道支部長
長島　仁

1　邉見公雄先生

邉見先生から初めてお声をかけていただいたのは2018年8月に札幌で行われた全国自治体病院協議会北海道支部会議後の飲み会のときだった。「長島君は士別だったかな？　君のところに手弁当で講演に行ってやるから」

邉見先生はもちろん知っていたが、私は先生の講演を聴くだけの関係であり、天の上のお方のような存在で、まさか自分に声をかけてくださるとは思ってもいなかった。どちらかと言えば怖い方かと思っていたが、とても気さくで温かみが伝わってくる感じがした。天皇から勲章を授与されるような医師は偉そうな感じなのかなとも思っていたが、見事に予想はずれだった。冗談を交えた気さくな話しぶりの優しい雰囲気の先生だった。

以来、先生とのお付き合いはずっと続いている。お付き合いと言ったら失礼だろう。私は邉見先生の一ファンのような感じで、邉見先生に直接携帯で連絡できることを他人に自慢しているのだから。

私の手元に邉見先生のいろいろな肩書の名刺が7種類ほどある。〝全国自治体病院協議会名誉会長〟〝全国公私病院連盟会長〟〝地域医療・介護研究会JAPAN（LMC）会長〟〝赤穂観光大使〟〝自治体病院共済会取締役〟などなど。その中にレアだなと思っているものがある。先生と出会ったのは全国自治体病院協議会・会長を退任され、名誉会長になられた直後だったので、まだ〝会長〟と書かれた名刺を持っておられて、それの〝会長〟の前のところにご自分で〝不名誉〟と書き込まれたものだ。「〝不名誉会長〟です」とそれを私に渡しながら笑っておられた。

私は邉見先生からずいぶんたくさんのことを学んできた。院長業務について、病院経営について、行政との付き合い方について、霞が関で働く人々について、国会議員の先生方について、業者さんとの付き合い方についてなど、思い返すときりがない。

先生の故郷が徳島県の地方で（今でも弟さんの邉見達彦先生は徳島県鳴門病院の院長だ）、先生の肩書の中に〝徳島交流大使〟というのがある。私は徳島大学の卒業なので、先生の故郷徳島についてもいろいろと話題に事欠かなかった。

邉見先生はとにかく記憶力が素晴らしく良い。年齢からはと言ったら、先生に怒られると思うが、本当に信じがたいものだ。先生が初めて士別に来てくださったときに病院の幹部たちと一緒に、士別名物のジンギスカンを食べに行った。そのときにあとから入ってきた病院の事務方の副院長の名前をさっと言われた。その人は一度だけ、ほんの一瞬、ある会で名刺を渡して挨拶をしただけだった。みんなびっくりしていた。先生は歴史がお好きで、私も同様なので時々そのたぐいの話になることがある。細かい名称や人名までだいたい覚えておられて、私が思い出す前にほとんどの場合、先生に言われてしまう。私は見かけは老けているが、先生より10年ほど後輩なのだが。

ときに邉見先生に悩みなどを相談することもある。院長になって何年目のことだったたか、士別市立病院の経営は改善してきて、黒字を計上するようになり、士別市からの繰入金をかなり減らせて、大変喜んでいた。しかし、私はもともとの専門の循環器内科の仕事を完全に捨ててしまって、心臓カテーテル治療を、またしたいなと感じることが結構あった。そして、しまいには何だか診療行為にぎごちなさを感じるようになり、「自分はいったい何の医者なんだろう?」「会社の社長みたいだ」などと考え悩んでいた。そしてそれをそのまま邉見先生に相談してみた。先生は即座に言われた。「君は〝チュウイ〟になったんだよ」「〝チュウイ〟ですか？？？」と私は少し戸惑ったが、歴史好きの先生の言葉だ。すぐに気づいた。「上医は国を医し、中医は人を医し、下医は病を医す」の〝中医〟だと。邉見先生に、「君は一段上に行ったんだよ」と褒められた気がしてうれしかった。

その先生のお言葉が本当にうれしかったので、後日、その言葉の源を調べてみた。陳延之によって中国南北朝時代の450～470年頃に書かれた医学書『小品方』に「上医医国、中医医民、下医医病」の語があり、その源は中国春秋時代（前770～前403年）を扱った歴史書『国語』の中にある「上医医国、其次医人」にあるということらしい。

邉見先生はやはり〝上医〟だと思う。〝上医〟だからこそ「LMC」を立ち上げて〝国を医そう〟としているのではないかと言ったら、LMCの仲間たちからおべっかを使い過ぎだと怒られそうだ。しかし、そう外れてはいないと私は思っている。

2 LMC地域交流会

邉見先生は〝認定特定非営利活動法人ペッツ・フォー・ライフ・ジャパン〟の名誉理事をなさっており、おそらく動物がお好きなんだと思う。「にゃんにゃんにゃんの日」とおっしゃっていた。コロナ禍が始まる直前の2020年2月22日（にゃんにゃんにゃん）に第2回LMC地域交流会が、士別市立病院がある士別市で開かれた。全国から約60人の公立病院の院長・事業管理者等幹部医師が集まった。そのようなことを主催するのは私にとって初めての経験でとても大変だった。しかし、優秀な事務方の副院長があちこち走り回り、十分な準備をしてくれた。

前宣伝もたくさんさせていただいた。士別は寒いところで毎年のように数回、最低気温がマイナス30度を下回るため、私は「士別においでになって、マイナス30度を体験してください」といろいろなところで言っていた。ところがなぜかその当日は吹雪にもならず、気温もいつもの年よりはるかに高かった。会が終わって、夜の早めの時間に2次会の会場まで皆で歩いていくときに、私としてはとんでもない寒さを経験していただこうと思っていたのだが、なんと、そのときの気温がマイナス3度だったのだ。近畿地方の某公立病院の事業管理者の奥様も士別に来られていて、その上品な女性から「マイナス30度でなくてマイナス3度ですね」とプチ苦情をいただいてしまった。

その士別での地域交流会を準備しているときに、当初はディスカッションのパネラーをすべて地方で頑張っている医師ばかりにしようとしていた。会の何カ月も前に邉見先生にそのことをお伝えしたところ、「そんなんじゃ全然だめだ」と叱られてしまった。ＬＭＣの設立目的にそぐわないとお叱りを受けた。確かに私が当時もらったＬＭＣ創設時の案内資料にも、「地域の医療・介護をまもる、地域をまもる、住民の生命をまもる」「私たちは地域の医療・介護の現場、そして住民の方々と直接的に関わっていく活動団体です」と書かれていた。ＬＭＣ地域交流会は地域の医療だけでなく産業や教育や、いろいろな問題について議論する場を提供しなければならないと理解しなおした。そして、非常に頼りになる事務方の副院長の力を借りていろいろと計画していった。

地方で苦労している公立病院の院長だけでなく、士別にある会社の社長さんや士別の農家の方、士別市の教育委員会の方、士別の高校の校長先生と生徒、士別の老健施設の施設長の方など多方面から参加をいただいて、たくさんの発言をしてもらった。その内容が本当にすごかった。普段あまり考えない医療以外の領域の問題にもかなりの焦点があてられた。自分で言うのもおかしいが、本当に良い内容だったと思っている。

会の終わりに、全国自治体病院協議会・会長の小熊豊先生から「今日のこの会の話し合いを厚労省や総務省の役人たちに聞かせてやりたかった」と発言があったときにはかなり感激した。

このような会を主催させてくださった邉見先生への感謝の気持ちは今でも変わらない。本当に良い経験ができたと思っている。

3　目指すべきは？

「勲章をもらった者の生命予後は5年？くらいなんだ」

あるとき邉見先生から言われてぎょっとした。先生は、

「俺にはそんなに時間がない」

「急いでLMCの仕事をしなければならない」

とおっしゃる。そして、もっとLMCの会員を増やしてくれと時々言われる。しかしそう言われる邉見先生は、初めてお会いした頃とほぼ変わっていない気がする。相変わらずお元気だ。LMCの催し事の中心にいつもおられる気がする。そして、正直まだまだ教えていただきたいことがたくさんある気がして、もっともっと活動を続けていただかなければ困ると真剣に思っている。大げさに言うと、私にとっては追いかけていきたい〝レジェンド〟のような存在だ。

院長業を始めた頃、公立病院の院長とはこれほどつらい仕事なのかと本当に驚いた。つらいのは今でも同じだが、その受け止め方が少し上手になった気がする。その頃、よく邉見先生がおっしゃっていた。

「公立病院の院長などを長くやる奴は馬鹿か変態だ」

私は本当にそうだと思った。こんな仕事は長くやれるものではないなと強く共感していた。そのことを後になって邉見先生に申し上げたところ、

「君は人の話をよく聞いていないな。私は、〝公立病院の院長を長くやる奴は馬鹿か、変態か、ロマンチストだ〟と言ったんだよ」

と返されてしまった。

邉見先生と出会えて、LMCと出合えて、私は本当に幸運だと思う。そして、偉大な先輩、偉大な師を追いかけて、田舎の再興のために役立てる公立病院運営を目指すロマンチストでありたいと思う。できれば、それができるような大医になりたいと思う。

邉見先生、これからもご指導をよろしくお願いします。いつまでもお元気で。いつまでも活動的にLMCを引っ張ってください。北の大地からエールを

送り続けます。

２０２３年６月22日
日本医療マネジメント学会に参加しに来た横浜で

長島　仁（ながしま・ひとし）
１９８７年　徳島大学医学部卒業、高知生協病院・内科
１９９４年　勤医協中央病院・循環器科
２００４年　北海道社会保険病院・心臓内科
２００６年　八雲総合病院・循環器内科診療部長
２０１２年　士別市立病院・副院長・循環器内科診療部長
２０１６年　士別市立病院・院長
２０１８年　士別市病院事業管理者

あとがき

新型コロナウイルスとの闘いは終わったのだろうか？　人により、とらえ方は様々であろう。

コロナ禍では流行が抑えられていたというインフルエンザが流行している（２０２３年秋以降より継続して）。今後は新型コロナウイルスも、インフルエンザと同様の流行性感染症として扱われていくようである。しかし、新型コロナウイルスは、従来のインフルエンザと違い、医療や介護はもちろん、我々の経済社会活動に大きな変化をもたらした。我々が得た多くの体験は記憶に刻まれるべきであり、一括りに感染症のうちの一つというような形で、大雑把に扱うべきものではない。

私は、本書のシリーズの前作、「新型コロナウイルスとの闘い」Ⅰ、Ⅱでも繰り返し、「日本人は忘れやすい」と警告してきた。「喉元過ぎれば熱さを忘れる」ということわざを、今一度思い出していただきたい。コロナ禍の３年間がもたらした影響は、我々の行動様式や思想の随所に及び、日本人の価値観にも変化があったように見受けられる。一方、コロナ禍以前と同じように、社会生活は日々繰り返され、いろいろな記憶は忘却の彼方に置き去りにされるのである。

本作においても、医療、介護の現場に携わる多くの方々からの報告を拝読させていただいた。新型コロナウイルスの制度的な取り扱いの変化にかかわらず、現場では引き続き、その対応に大変な努力をされていることが改めてわかった。その一方で、こうした医療機関、介護等の施設に対して財政的、あるいは制度的な支援をいち早く解消していこうという国や社会の動きがあることには、疑問を感じざるを得ない。

人間は嫌な記憶を忘れることによって次の一歩を踏み出せる、というのも、一面の真実である。人の生き様はそれで良いとしても、政治や行政がそのような振る舞いでは困るのである。一例を挙げれば、コロナ禍前に厚生労働省が打ち出した地方の公立病院・公的病院の再編統合案である。もしあの案がコロナ禍前に実施されていたとすれば、地域の医療はもとより地方そのものが壊滅的な打撃を受けたことは間違いない。

今思えば空恐ろしい話であるが、この件に関しては、政府も厚生労働省もそんな話は無かったかのような顔をしている。さらには、そうした改革がコロナ禍前に実施されていれば、病院界はもっと効率的にコロナに対応できたはずだという声さえ聞こえてくる。ある程度の決着が見えた段階では、なんとでも言いようがあろう。しかし、当時、未知の感染症という、あの脅威に立ち向かうのに必要のない施設などなかったはずである。

様々な現場であったエピソードが、本書でも数多く紹介されている。もちろん、その中で目立ったヒーローやヒロインはいたかもしれないが、その背景におられた顔なき医療や介護の従事者の存在もあって、ようやくここまで辿り着けた。とりわけ、コロナ禍の最前線において、多数の新型コロナの患者を受け入れたのは、自治体病院をはじめとした公立病院である。民間病院やクリニックなどは、物理的な問題があったにせよ、コロナ禍初動期にあっては、敵前逃亡であったとみなされてもしかたがない。国民は騙されてはいけない。効率性のみを是として、医療費を抑制するというのは医療政策者にとってのみ金科玉条であり、そのツケは国民にかえってくるのである。

世間からの逆風が強まっている、2025年の万博開催に何千億円も投じるのであれば、医療提供体制の維持発展にこそ使うべきである。果たして、医療は採算性を考えなければならない事業なのだろうか？　警察や消防に、そのような議論が向けられたことがあるだろうか。今まさに国民一人一人が世界に冠たる日本の医療提供体制をどのようにして守っていくのかが問われているのではないだろうか？

コロナ禍の真の収束を待たずして、早晩、過去と同じような医療再編や医療費・介護費の圧縮といった論調が方々から頭をもたげてくるのは目に見えている。その時に我々は、本シリーズを再度読み返して、それでいいのかということを真剣に反論していかなくてはならない。そうした未来に向けた冷静な判断を行うためにこそ、歴史を記録していくことに意味があるのだと考える。本作で紹介された数多くの事実を決して忘れてはならない。

マスコミの取り上げ方も、今更言及しても詮無いことではあるが、その不勉強さには呆れてしまう。政治的影響力はあるが、実態の伴わない日本医師会は、開業医の利益代弁機関であり、新型コロナ患者を救った病院を中心とした集団とは別物であることを特に強調しておきたい。

第二、第三の新型コロナウイルスに備えて、今こそ医療提供体制の再構築を図るべき時である。そのことを強く関係各方面に訴え続けていきたい。

ちなみに、私が理事を務める地域医療・介護研究会JAPANの研究集会では、国会議員の先生方も招いている。与党、野党の議員6、7名にきていただき、シンポジウムの形式で会場の参加者と双方向の形で意見交換を行っている。リラックスしたムードの中で議員の先生方の本音が伺えることに加えて、先生方に直球勝負で厳しい質問を投げかける私の司会進行も好評で、研究集会の人気のプログラムになっているとのことである。

国会議員の先生方も、研究集会の回を増すごとに地域医療・介護が抱える課題に対する理解が深まってきている。現実・現状が正しくわかれば、今何をすべきかは、おのずと決まってくるはずである。今後も著作の企画や研究集会を通して、地道に提言を発信していきたい。

2024年2月7日

地域医療・介護研究会JAPAN理事
ヘルスケア・システム研究所相談役
中野一夫

新型コロナウイルスに関連する国内・国外の主な動き

2019年12月

31　中国・武漢市における原因不明のウイルス性肺炎の発生について同市の当局発表。

2020年1月

9　WHOが、中国政府が新型コロナウイルスを検出したと公式に発表。

16　神奈川県の在住者から日本で第1例目となる感染例を発見・確認。

21　政府は水際対策等の強化を決定。

28　「新型コロナウイルスに関連した感染症対策に関する厚生労働省対策推進本部会議」を開催（その後、「厚生労働省新型コロナウイルス感染症対策推進本部」に名称変更）。

29　中国・武漢市からの日本人の退避を実施（2月17日まで計5便、828人を退避）。

30　WHO緊急委員会が、新型コロナウイルスについて「世界的な緊急事態」であると宣言。
内閣に「新型コロナウイルス感染症対策本部」を設置し、第1回会議が開催される。

2020年2月

1　新型コロナウイルス感染症を感染症法に基づく指定感染症、検疫法に基づく検疫感染症に指定。

3　クルーズ船ダイヤモンド・プリンセス号が横浜港に到着、横浜検疫所で臨船検疫を開始。

7　第1回「新型コロナウイルス感染症対策アドバイザリーボード」開催。

11　WHOが疾患の正式名称をCoronavirus disease 2019（COVID-19）と決定。

13　国内最初の死亡者発生。

14　内閣官房に「新型コロナウイルス感染症対策専門家会議」（専門家会議）を設置。

25　新型コロナウイルス感染症対策本部「新型コロナウイルス感染症対策の基本方針」を決定。
厚生労働省内に「クラスター対策班」が設置される。

26　全国的に、スポーツ・文化イベント等の中止、延期または規模縮小が要請される。

27　学校等の一斉臨時休校について通知（文部科学省）。

28　北海道で独自に緊急事態宣言発出。

2020年3月

6　PCR検査（SARS-CoV-2核酸検出）が保険適用となる。保健所への相談を介さずに検査の実施が可能に。

9　専門家会議より、①換気の悪い密閉空間、②多くの人の密集、③近距離での会話・発声の3条件の重なりを避ける行動が呼びかけられる。

10　新型コロナウイルス感染症対策本部「新型コロナウイルス

11 感染症に関する緊急対応策－第2弾－」を決定・公表。
WHOがCOVID-19をパンデミックの状態にあると認める。
23 内閣官房に「新型コロナウイルス感染症対策推進室」を設置。
24 東京2020大会組織委員会と国際オリンピック委員会（IOC）が東京2020オリンピック・パラリンピック競技大会の2021年への延期を決定・発表。
26 特措法に基づく「新型コロナウイルス感染症対策本部」（政府対策本部）を設置。

2020年4月

7 緊急事態宣言を発出。7都府県に緊急事態措置を実施（外出自粛要請等）。
（埼玉・千葉・東京・神奈川・大阪・兵庫・福岡）
16 緊急事態措置の実施対象を全国に拡大。13都道府県は特定警戒都道府県に。
（埼玉・千葉・東京・神奈川・大阪・兵庫・福岡に加え、北海道・茨城・石川・岐阜・愛知・京都）
18 国内累計感染者が1万人を超える。

2020年5月

4 「緊急事態宣言」を5月31日まで延長決定。
25 緊急事態解除宣言（全国で緊急事態を解除）。
29 新型コロナウイルス感染者等情報把握・管理支援システム（HER-SYS）運用開始。

2020年7月

3 専門家会議の廃止。
6 第1回「新型コロナウイルス感染症対策分科会」（分科会）開催。
22 GoToトラベル事業開始。

2020年12月

18 WHOが英国由来の変異株を「アルファ株」として指定。
28 GoToトラベル事業を一時停止。

2021年1月

7 緊急事態を宣言（4都県）。
（埼玉・千葉・東京・神奈川）
13 緊急事態措置の実施対象を11都府県に拡大。
（埼玉・千葉・東京・神奈川に加え、栃木・岐阜・愛知・京都・大阪・兵庫・福岡）

2021年2月

9 内閣官房・厚生労働省が「新型コロナウイルス感染症に係るワクチンの接種について」を公表。
10 退院・就業制限解除の基準の見直し。発症日から10日間経過し、かつ症状軽快後72時間経過（10日経過以前に症状が軽快した場合、軽快後24時間以後さらに24時間以後の2回のPCR検査での陰性確認）で解除、無症状病原体保有者は陽性確認日から10日間経過した場合、または陽性確認日から6日間経過後にPCR検査等で陰性となり、さらに24

14 時間以後に陰性となった場合に解除。

ファイザー社の新型コロナウイルスワクチン（mRNAワクチン）を特例承認。

17 医療従事者等に対するワクチンの先行接種を開始。

2021年3月

1 水際対策を緩和、観光除く外国人の新規入国が再開される。

2021年4月

1 まん延防止等重点措置を3府県に実施することが決定（4月5日から）。
（宮城・大阪・兵庫）

12 ワクチンの一般接種を開始。

23 緊急事態宣言（4都府県）の発出を決定。
（東京・京都・大阪・兵庫）

まん延防止等重点措置の実施対象を7県に変更（4月25日から）。
（宮城・埼玉・千葉・神奈川・愛知・愛媛・沖縄）

2021年5月

7 緊急事態措置の実施対象を6都府県に拡大。
（東京・京都・大阪・兵庫・愛知・福岡）

まん延防止等重点措置の実施対象を10道県に変更（5月9日から）。
（北海道・宮城・埼玉・千葉・神奈川・岐阜・愛知・三重・愛媛・沖縄）

14 緊急事態措置の実施対象を拡大（9都道府県）。
（東京・京都・大阪・兵庫・愛知・福岡・北海道・岡山・広島）

まん延防止等重点措置の実施対象を10県に変更（5月16日から）。
（埼玉・千葉・神奈川・岐阜・三重・愛媛・沖縄・群馬・石川・熊本）

24 自衛隊大規模接種センター（東京・大阪）における接種開始（11月30日まで）。

2021年7月

23 東京2020オリンピック開幕。

2021年8月

24 東京2020パラリンピック開幕。

2021年9月

30 緊急事態、まん延防止等重点措置を集中的に実施する必要がある事態が終了。

2021年11月

5 ワクチン接種証明書保持者に対する入国後の行動制限及び外国人の新規入国制限の見直し。

26 WHOが「オミクロン株」を「懸念される変異株」に指定（日本でも同様に位置付け）。

2021年12月

1　ファイザー社ワクチンの18歳以上の者を対象とした3回目接種が開始される。

2022年1月

5　感染急拡大の地域で自宅療養を認める。

14　オミクロン株の濃厚接触者の待機期間が10日に変更される。

2022年2月

21　ファイザー社の小児用（5歳から11歳まで）のワクチンが接種対象ワクチンに加わり、5歳以上の者に接種対象が拡大される。努力義務の規定は適用しないこととされた（その後、2022年8月からは努力義務の規定の適用対象となった）。

2022年5月

25　ファイザー社ワクチンの4回目接種が開始。武田社ワクチン（ノババックス）が、18歳以上の者を対象に、1～3回目接種の接種対象ワクチンに追加。

2022年6月

10　外国人観光客の受け入れ再開（当面、添乗員付きツアー客限定）。

17　内閣感染症危機管理庁の創設決定。

2022年7月

22　ワクチン4回目接種の対象拡大（医療従事者、介護職員など）。

2022年9月

20　オミクロン株対応ワクチン接種を開始。

26　全国一律で療養の考え方を転換し、全数届出の見直し。

2022年10月

11　新型コロナウイルス感染症の水際対策を大幅に緩和、入国者数の上限を撤廃、個人の外国人旅行客の入国も解禁。「全国旅行支援」が、東京都を除く全国46道府県で始まる。

2022年11月

22　厚生労働省が塩野義製薬の新型コロナウイルス感染症の治療薬として飲み薬「ゾコーバ」を緊急承認。国産のコロナ経口薬の実用化は初めて。

2023年1月

27　岸田首相が新型コロナウイルス感染症の感染症法上の分類を「5類」に引き下げることを決定。感染者や濃厚接触者の待機など行動制限がなくなる。

2023年2月

10　新型コロナウイルスの感染対策のマスク着用について、3月13日から屋内外を問わず個人の判断に委ねる方針を決定。医療機関を受診する際や混雑した電車・バスでは引き続き着用を推奨。

２０２３年４月

19　新型コロナウイルスの感染対策について助言する厚生労働省の専門家会合が、新規感染者数は全国的に緩やかに増加しており、今後「第８波」を超える規模の「第９波」が起きる可能性もあるとの見解を示す。

27　厚生労働省が、新型コロナウイルス感染症の感染症法上の位置付けを、季節性インフルエンザと同じ「５類」に移行することを正式に了承。

２０２３年５月

8　新型コロナウイルス感染症の法律上の位置付けが「５類」に移行。

２０２３年９月

8　厚生労働省が、新型コロナウイルス感染症の入院患者の病床確保のための医療機関への補助金について、令和2年度から3年度までの2年間に、全国の延べ１５００余りの医療機関に対して、あわせて５００億円以上を過大に支払っていたと発表。

15　会計検査院が、新型コロナウイルスの感染対策を目的とする国家予算の予備費について、２０２１年度は50事業に８兆２０００億円余りが支出されたと発表。

30　新型コロナウイルスとインフルエンザとの同時感染の拡大が指摘される。各医療機関において２つの対応ワクチンの同時接種の動きが拡大。

参考資料

・竹中賢治「TOPICS 新型コロナウイルス感染症に対する自治体病院の対応（第7報）～国内第6波・第7波への診療活動と特に感染による職員の欠勤状況について～」『全国自治体病院協議会雑誌』2023年6月号、第62巻、pp.17-26
・伊藤哲雄「COVID-19後の医業経営戦略の考え方黒字経営と赤字経営の医療機関の戦略比較をして見えてくるポイント」『日経ヘルスケア』2022年8月号、no.394、pp.64-69
・社会保険旬報「潮流　地域医療構想WGが医療提供体制改革の議論の進め方を確認」『社会保険旬報』2022年3月11日、No.2849
・柳瀬和央「病院の再編って必要なの？　感染症・高齢化対応で重要に」『日本経済新聞』2023年8月14日、p.2
・前村聡・満武里奈「都内25医療法人12％増収　コロナ補助 給与伸び欠く」『日本経済新聞』2023年6月27日、p.38
・「特集 第二次コロナ戦争」『文藝春秋』2021年2月号、文藝春秋
・御厨貴『オーラル・ヒストリーに何ができるか　作り方から使い方まで』岩波書店、2019
・瀬名秀明・渡辺政隆・押谷仁・小坂健ほか『知の統合は可能か　パンデミックに突きつけられた問い』時事通信社、2023
・公益社団法人日本医業経営コンサルタント協会編集『コンサルタントがみる　COVID-19後の医業経営戦略』ぎょうせい、2022
・安倍晋三『安倍晋三　回顧録』中央公論新社、2023
・宮坂昌之『新型コロナワクチン 本当の「真実」』講談社（講談社現代新書）、2021
・大石邦彦『新型コロナワクチンの光と影　誰も報じなかった事実の記録』方丈社、2023
・國部克彦『ワクチンの境界　権力と倫理の力学』アメージング出版、2022
・森達也編著『定点観測　新型コロナウイルスと私たちの社会　2022年後半』論創社（論創ノンフィクション）、2023

・鈴木穣『厚労省　劣化する巨大官庁』新潮社（新潮新書）、2022
・門田隆将・髙山正之『世界を震撼させた日本人　心を奮い立たせる日本の偉人』SBクリエイティブ（SB新書）、2022
・尾身茂『1100日間の葛藤　新型コロナ・パンデミック、専門家たちの記録』日経BP、2023
・神戸新聞社論説委員室編集『人間対コロナ　神戸市立医療センター中央市民病院の3年』神戸新聞総合出版センター、2023
・日本自治体労働組合総連合編集・黒田兼一監修『新型コロナ最前線　自治体職員の証言2020－2023』大月書店、2023
・日本看護協会出版会編集部編集『新型コロナウイルス　ナースたちの現場レポート』日本看護協会出版会、2021
・地域医療・介護研究会JAPAN・ヘルスケア・システム研究所共著『新型コロナウイルスとの闘い・現場医師120日の記録』『新型コロナウイルスとの闘いⅡ・看護師が見たパンデミック』PHPエディターズ・グループ、2020・2021
・加納亜子「REPORT 病院再編が進み『淘汰される』時代に」日経メディカル
https://medical.nikkeibp.co.jp/leaf/mem/pub/report/202303/578709.html
・君塚靖「『医師の働き方改革』で手術や救急に支障が及ぶ訳　来年春から『勤務医の残業時間に上限』の懸念点」東洋経済オンライン
https://toyokeizai.net/articles/-/648903
・坂野日向子「記者リポート コロナで広がった社会の分断にどう向き合う」日経メディカル
https://medical.nikkeibp.co.jp/leaf/mem/pub/clinic/report/202202/573899.html
・会計検査院「新型コロナウイルス感染症患者受入れのための病床確保事業等の実施状況等について」
・日本病院会・全日本病院協会・日本医療法人協会「新型コロナウイルス感染拡大による病院経営状況の調査（2020年度第1四半期）－結果報告－」2020年8月6日、他シリーズでの発表

- 全国自治体病院協議会「新型コロナウイルス感染症実態調査」第１回～第４回
- 冨尾淳「新型コロナウイルス感染症１０００日の記録（公衆衛生対応のタイムライン）」保健医療科学、２０２２、vol.71, No.4, pp.346-356

- American Hospital Association, "Hospitals and Health Systems Face Unprecedented Financial Pressures Due to COVID-19", 2020, May
- American Hospital Association, "Massive Growth in Expenses and Rising Inflation Fuel Continued Financial Challenges for America's Hospitals and Health Systems", April, 2022
- Thomas J. Roulet and Joel Bothello, "An Event-System Perspective on Disruption: Theorizing the Pandemic and Other Discontinuities Through Historical and Fictional Accounts of the Plague", The Academy of Management Review-July, 2022, DOI: 10.5465/amr.2021.0206
- Dong Liu, Frederick P. Morgeson, Jinlong Zhu, et al., "Event-Oriented Organizational Behavior Research: A Multilevel Review and Agenda for Future Research,", Journal of Management, Vol. 49, No. 6, July, 2023

〈著者略歴〉
特定非営利活動法人 地域医療・介護研究会 JAPAN
（略称　LMC：Local Medical Care）
当法人（会長：邉見公雄）は、地域住民に対して、適切な医療・介護を受けることができるよう支援するために、地域における医療介護の関係機関との間において、当法人が中心となって医療情報等の共有連携環境を構築し、地域や環境等その地の特性に応じた医療介護の質・安全性の向上を図るための研究を行うとともに、研究を通じて各関連機関と医療介護に関する情報を共有します。そして、医療介護従事経験者や、学識経験者、その他、医療介護にかかわるものがその知見を生かすことで、広く住民一般の健康と福祉に寄与し、子どもから高齢者まで地域のすべての人々を対象として、医療、介護、教育、子育て支援等福祉に関する研修・啓発・相談・人材育成などの事業を行い、地域医療と介護福祉の持続的、継続的な発展に資する活動を通じて地域住民が安心して暮らせるまちづくりを行い、地方創生に寄与することを目的とし、LMC（Local Medical Care）を設立しました。

活動紹介

1. 地域医療・介護の充実のための連携支援活動
2. 「地域」の医療と介護を守るための情報発信、講演活動
3. 教育機関への出前授業
4. 人材のマッチング支援活動
5. 住民を巻き込んだ地域ネットワークの再生
6. これからの医療・介護に資する研究活動
7. 医療・介護運営に関するよろず相談
8. 医療安全いろはカルタ、介護安全いろはカルタ、地域医療・介護に関する出版活動
9. 研究集会を年２回、地域交流会を年１回開催

会員について
当法人の活動趣旨にご賛同いただける個人・団体及び企業の「賛助会員」としてのご参加とご支援をお願いしております。是非、ご協力くださいますようよろしくお願い申し上げます。
※詳細につきましてはホームページをご確認ください。
URL：https://www.lmc-japan.jp
Mail：info@lmc-japan.jp

会長：邉見公雄（へんみ・きみお）
昭和19年２月26日生

〈略歴〉
昭和43年９月　京都大学医学部卒業
昭和54年３月　京都大学医学博士
昭和62年４月　赤穂市民病院長就任
平成21年４月　赤穂市民病院名誉院長就任

〈役職〉
特定非営利活動法人 地域医療・介護研究会 JAPAN 会長
一般社団法人全国公私病院連盟会長
公益社団法人全国自治体病院協議会名誉会長
一般社団法人日本専門医機構元理事
認定ＮＰＯ法人ペッツ・フォー・ライフ・ジャパン名誉理事
一般社団法人日本病院会参与（元常任理事）
兵庫県参与
他、中央社会保険医療協議会委員（平成17～23年）など、
国・県・自治体等の医療政策決定の要職に従事

〈著者略歴〉

株式会社 ヘルスケア・システム研究所

(略称　HCS：Health Care System)

地域医療を守る自治体立病院の経営支援を柱として、購買適正化プログラムや経営診断を提供し、病院運営の両輪である収益確保と支出管理の向上に取り組む。とくに、購買適正化プログラムにおいては、医薬品や診療材料の価格交渉の進め方や委託業務における医療周辺企業との関係構築について、独自の方法論を開発。その実績をベースとして、全国自治体病院協議会での研修等も通じ、広く全国の公的病院に向けた啓発活動にも積極的に関わっている。2001年設立。

〒604-0042
京都市中京区西洞院通押小路下る押西洞院町590番地５
ライフプラザ烏丸御池２Ｆ　（西洞院通烏丸御池北西角）
Tel：075-223-2260
Fax：075-223-2060
URL：http://hcs-ri.com
Mail：info@hcs-ri.com

[本書籍執筆編集チーム]

中野一夫：相談役
医薬品メーカー勤務、診療材料メーカー管理職等を経て、現職

金子晃三：代表取締役社長
医学博士。シンクタンク研究員、医療法人本部管理職等を経て、現職

大西克己：取締役
診療材料・機器総合商社管理職等を経て、現職

鈴木充子：取締役
産業カウンセラー・SNSカウンセラー

内山雄介：取締役
診療材料・機器総合商社勤務を経て、現職

佃 尚紀：アドバイザー

山岸和佳子：アドバイザー

板﨑康平

新型コロナウイルスとの闘いⅢ・夜明けへの道標

令和6年2月14日　第1版第1刷発行

著　者　特定非営利活動法人 地域医療・介護研究会JAPAN
株式会社 ヘルスケア・システム研究所

発　行　株式会社ＰＨＰエディターズ・グループ
〒135-0061　東京都江東区豊洲5-6-52
☎03-6204-2931
https://www.peg.co.jp/

印　刷
製　本　シナノ印刷株式会社

ISBN978-4-910739-49-6